ANNE WANITSCHEK · SEBASTIAN VIGL

Cannabis und Cannabidiol (CBD) richtig anwenden

Wirkungsweisen und Behandlungsmethoden verständlich erklärt

2., aktualisierte Auflage

Hanf und ätherische Öle wirkungsvoll kombinieren

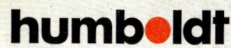

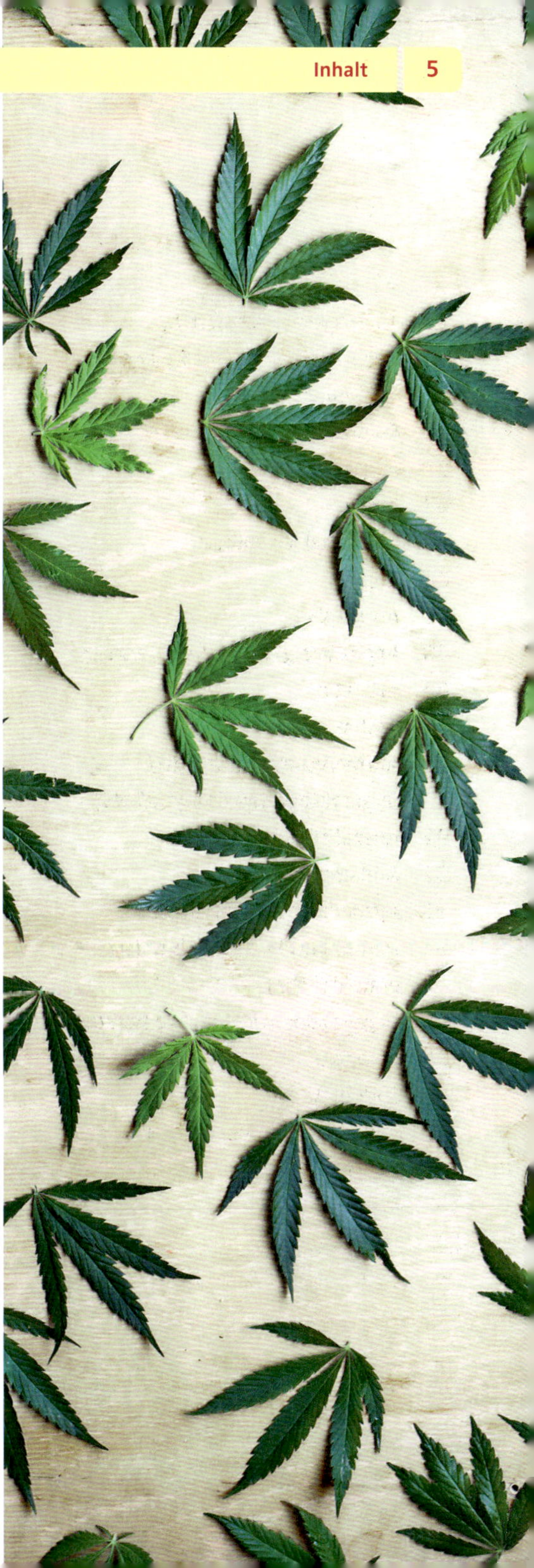

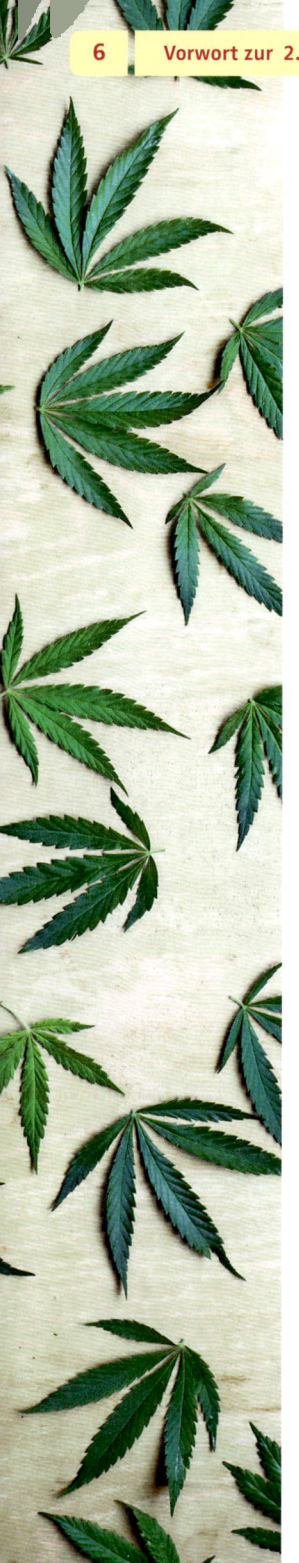

VORWORT ZUR 2. AUFLAGE

Liebe Leserin, lieber Leser,

die Pflanzenheilkunde ist ein sehr dankbares Wissensfeld. Was wir einmal über eine Heilpflanze lernen, das hat Bestand. Für unsere wichtigsten Heilpflanzen hat sich in den letzten zweitausend Jahren wenig geändert. Wir wenden sie meist noch genau so an wie unsere Vorfahren. Der modernen Forschung bleibt oft nur übrig, den Wirkmechanismus einer Pflanze zu klären und traditionelle Anwendungen in ihrer Sinnmäßigkeit zu bestätigen. Wesentliche neue Erkenntnisse kann sie selten hinzufügen.

Es gibt aber auch Ausnahmen. Der bedeutendsten Ausnahme haben wir dieses Buch gewidmet: der Hanfpflanze (Cannabis). Als Heilpflanze ist Hanf in Vergessenheit geraten, bis ihr engagierte Wissenschaftler ein Comeback verschafften – eines der bedeutsamsten Comebacks der Medizingeschichte. Weitere Forscherteams bemühten sich schnell um die Erforschung der Pflanze und ihrer Wirkstoffe. Denn anders als bei anderen Heilpflanzen gibt es bei Hanf sehr viel Neues zu entdecken – und dieser Prozess hat eben erst begonnen. Der Cannabis-Forschung verdanken wir zum Beispiel die Entdeckung eines bis dahin unbekannten Teils unseres Körpers, des Endocannabinoid-Systems. Dieses System ist essentiell für unsere Gesundheit und unser Wohlbefinden, es spielt bei vielen Erkrankungen eine entscheidende Rolle – und wir können es durch Cannabinoide, die Wirkstoffe des Hanfs beeinflussen. Zudem stellen wir Ihnen verschiedene Tipps vor, mit denen Sie die Arbeit dieses Systems, das für Ihre Gesundheit und Ihr Wohlergehen so wichtig ist, optimieren können.

Als dieses Buch vor fast zwei Jahren erschienen ist, war die Therapie mit Cannabis oder Cannabidiol (CBD) fast noch Neuland. Seitdem hat sich viel getan – neue Studienergebnisse wurden veröffentlicht, gesetzliche Rahmenbedingungen und Therapieempfehlungen änderten sich. Das alles ist für Sie relevant. Daher haben wir uns entschieden, die erste Auflage ausführlich zu überarbeiten. Dafür waren nicht nur unsere Erfahrungen aus unserer Praxis, sondern auch Ihre zahlreichen Anregungen und Rückmeldungen zur ersten Auflage hilfreich. Mit diesem Exemplar sind Sie nun auf dem neuesten Stand und können sich ein umfassendes Bild von den Möglichkeiten und Grenzen der Therapie mit Cannabis oder CBD machen.

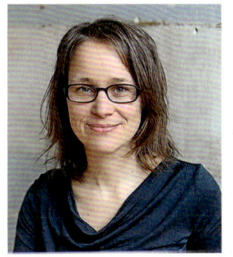

Auch in der zweiten Auflage beschäftigen wir uns mit der Frage, wie die Therapie mit Cannabinoiden sinnvoll ergänzt werden kann. Ausgehend von den modernen Forschungen zum sogenannten Entourage-Effekt haben wir Kombinationsmöglichkeiten zwischen Cannabinoiden und speziellen ätherischen Ölen entwickelt. Auf diese Möglichkeiten gehen wir im praktischen Teil des Buches ein.

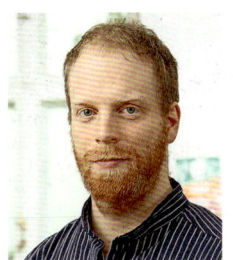

Wir wünschen Ihnen alles Gute für Ihre Gesundheit!

Die Heilpraktiker
Anne Wanitschek und Sebastian Vigl

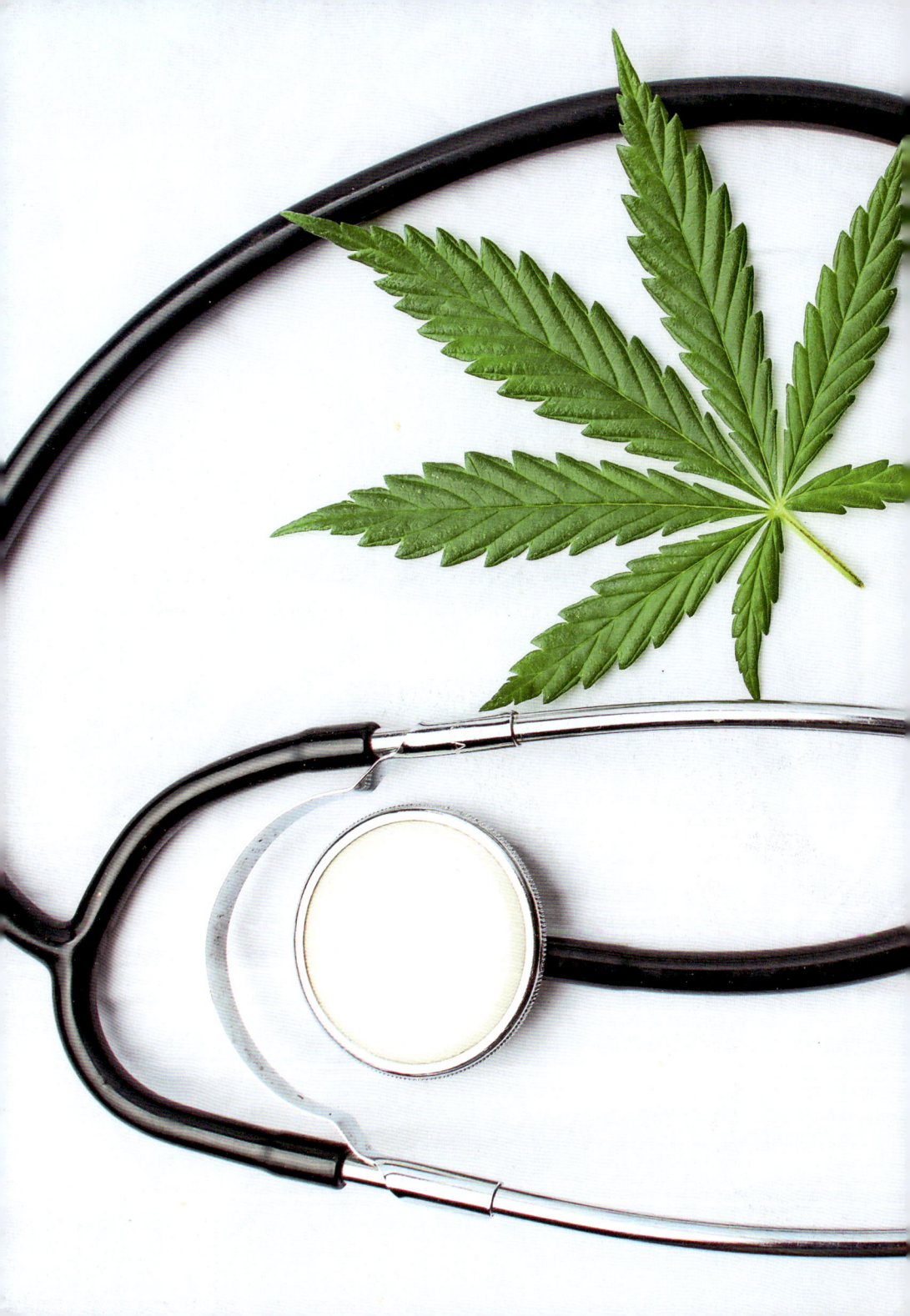

CANNABIS VERSTEHEN

Cannabis ist kein Wundermittel. Cannabis und seine Wirkstoffe bieten jedoch bei vielen chronischen Erkrankungen neue und effiziente Lösungsansätze. Wussten Sie, dass ein Teil Ihres Körpers nach der Cannabis-Pflanze benannt ist? Das sogenannte Endocannabinoid-System ist für unsere Gesundheit und – im Krankheitsfall – für unsere Genesung essenziell. Wir zeigen Ihnen, wie Sie dieses Endocannabinoid-System zu Ihrem Vorteil beeinflussen können – nicht nur mit den Wirkstoffen der Hanfpflanze, sondern auch Ihrem Lebensstil.

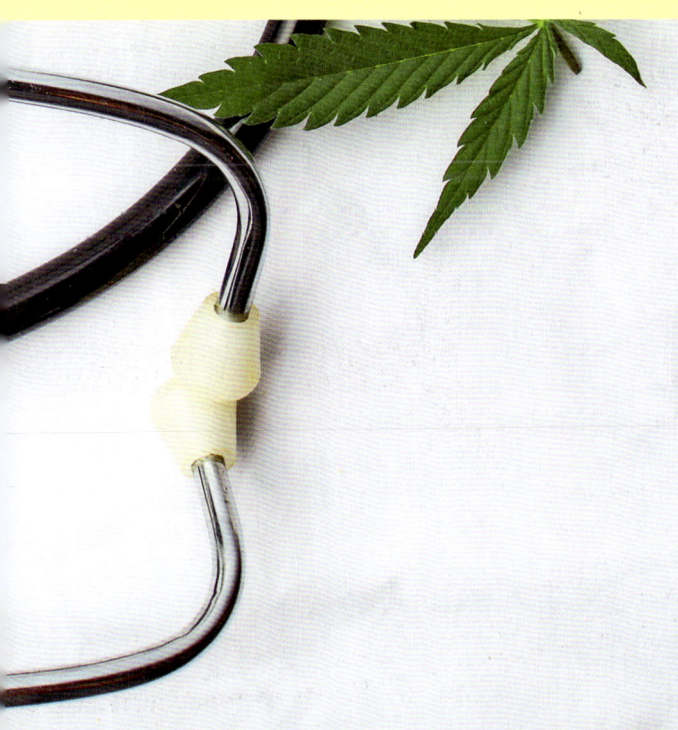

Eine Heilpflanze mit einer aufregenden Geschichte

Mit großem Interesse verfolgen wir die Rückbesinnung der modernen Medizin auf die Möglichkeiten von Heilpflanzen. Und wir freuen uns über jedes gelungene Comeback, wenn althergebrachte Einsatzmöglichkeiten von Heilpflanzen durch moderne Forschung wieder Anwendung finden. Das aufsehenerregendste Comeback beschert uns Cannabis. Cannabis (deutsche Bezeichnung: Hanf) zählt zu den ältesten Nutzpflanzen. Über 5000 Jahre ist es zudem als Heilpflanze in Gebrauch – auch heute wieder, nach einer kurzen Unterbrechung im letzten Jahrhundert.

!

Seit über 5000 Jahren wird Cannabis als Heilpflanze verwendet.

Was der Wind mit der Heilkraft von Cannabis zu tun hat

Cannabis verdankt seine weltweite Verbreitung seiner großen Beliebtheit. Ursprünglich war die Pflanze wohl nur in Zentralasien beheimatet. Menschen brachten sie anschließend in alle Teile der Erde mit tropischem oder gemäßigtem Klima. Cannabis ist nicht besonders anspruchsvoll und begnügt sich auch mit Böden, auf denen wenig anderes wachsen will. So finden wir Cannabis auch in Höhenlagen, etwa im Himalaja oder – angebaut – in den kargen Bergen Marokkos und Afghanistans.

Bestäubt wird Cannabis vom Wind, der den Pollen der männlichen Pflanzen zu den weiblichen bringt. Die weiblichen Blüten produzieren klebriges Harz, unter anderem, um den Pollen zu fangen. Für die Verwendung als Rausch- und Heilmittel werden diese harzigen Blüten gesammelt. Das Harz enthält die Hauptwirkstoffe des Cannabis, die sogenannten Cannabinoide. Die Menge des Harzes und damit seiner Wirkstoffe lässt sich im Anbau steigern. Dafür dürfen so wenig wie möglich männliche Pflanzen in der Nähe sein, also wenig Pollen in der Luft. Die weiblichen Pflanzen produzieren dann mehr Harz. Schließlich wollen sie, wenn dann endlich ein Pollen angeflogen kommt, diesen unbedingt am Weitersegeln hindern.

Cannabis-Mythen auf dem Prüfstand

Es gibt keine Heilpflanze, deren Einsatz so heiß diskutiert wurde wie der der Hanfpflanze. Befürworter und Gegner des Cannabis-Konsums halten sich in der Hitze des Gefechts nicht immer an die Fakten. So entstanden im Laufe der Zeit diverse Cannabis-Mythen. Irreführende und falsche Behauptungen können heute wissenschaftlich widerlegt werden. Dennoch finden sie immer wieder den Weg in die öffentliche Diskussion.

Lassen Sie uns gemeinsam die häufigsten Cannabis-Mythen unter die Lupe nehmen. Sie können dabei Ihr eigenes Wissen testen. Decken Sie die rechte Spalte der folgenden Tabelle zu. Überlegen Sie selbst, welche der folgenden Aussagen über Cannabis zutreffen und welche Falschinformationen sind.

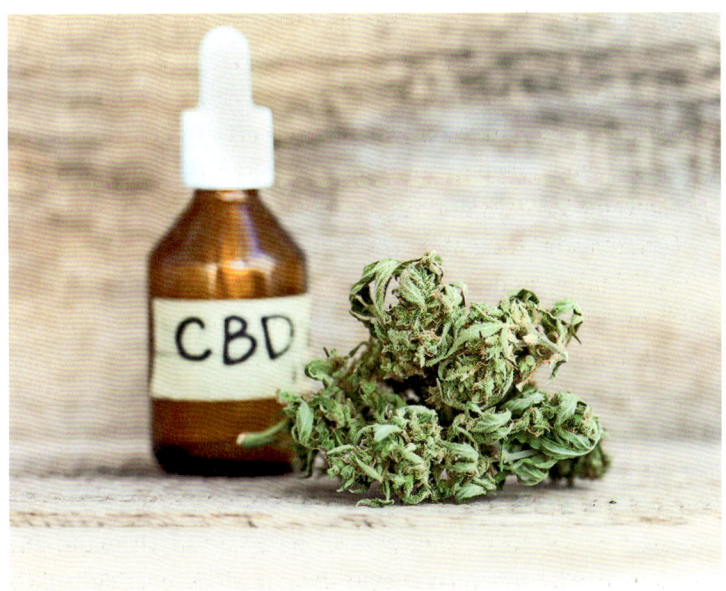

Cannabis ist weit mehr als ein Rausch-mittel. Der Wirkstoff CBD beispielsweise weist keine psycho-aktive Wirkung auf.

Wahr oder falsch? Überlegen Sie selbst!

AUSSAGE	WAHR ODER FALSCH?
Cannabis-Konsum macht träge und unmotiviert.	Falsch. Dieses Vorurteil entkräftete eine 2017 veröffentlichte Studie der Universität von Florida. Bei entsprechender Veranlagung kann intensiver Cannabis-Konsum jedoch Antrieb und Motivation bremsen.
Cannabis ist eine Einstiegsdroge.	Falsch. Diese Theorie ist mittlerweile wissenschaftlich widerlegt. Wenn Konsumenten Cannabis jedoch nicht offiziell, sondern über den Schwarzmarkt beziehen, können sie mit anderen verbotenen Substanzen in Kontakt kommen.
Cannabis ist eine Ausstiegsdroge.	Richtig. Zu diesem Ergebnis kommt 2016 eine Auswertung von 60 verschiedenen Studien unter Führung des amerikanischen Psychologen Zach Walsh. Cannabis ist eine wichtige Hilfe beim Entzug von anderen Drogen und Medikamenten.
Cannabis ist genauso schädlich wie Alkohol.	Falsch. Alkohol ist ein Zellgift, Cannabis nicht. 75.000 Deutsche sterben jedes Jahr an den Folgen von Alkohol. Zum Vergleich: Null Tote jährlich durch Cannabis in Deutschland.
Cannabis macht nicht abhängig.	Falsch. Der regelmäßige Konsum von Cannabis kann zu psychischer und körperlicher Abhängigkeit führen.
Cannabis heilt alle Krebsarten.	Falsch. Mehr dazu im zweiten Teil des Buches im Abschnitt „Krebs".
Cannabis-Konsum ist harmlos.	Falsch. Der Konsum von Cannabis kann mit Nebenwirkungen einhergehen und diverse Erkrankungen verschlimmern.
Cannabis ist eine gefährliche Droge.	Falsch. Verglichen mit legalen Drogen wie Alkohol und Tabak ist Cannabis eine sehr sichere Droge.
Cannabis ist ein sicheres Medikament.	Richtig. Wenn wir Medikamente nach ihren tödlichen Nebenwirkungen beurteilen, wäre Cannabis sogar das sicherste Medikament der Welt. An einer Cannabis-Überdosierung sind weltweit noch keine Patienten verstorben. Zum Vergleich: An den Nebenwirkungen von Aspirin versterben jedes Jahr allein in Deutschland geschätzt 5000 Menschen.
Cannabis ist ein Rauschgift.	Strenggenommen falsch. Cannabis kann zwar einen Rausch auslösen, hat aber keine Giftwirkung. Die Bezeichnung „Rauschmittel" wäre also treffender.

AUSSAGE	WAHR ODER FALSCH?
Cannabis-Konsum macht übergewichtig.	Falsch. Cannabis kann appetitanregend wirken, dies schlägt sich aber nur in sehr wenigen Fällen auf das Körpergewicht nieder. Im Gegenteil: Eine amerikanische Studie mit 30.000 Probanden zeigte, dass Cannabis-Konsumenten in drei Jahren sogar weniger an Gewicht zunahmen als Nicht-Konsumenten.

Die Nutzpflanze Hanf: von Kolumbus bis heute

Cannabis wird nicht nur als Medikament, sondern auch als Rauschmittel eingesetzt. Daneben hat Cannabis einen hohen Stellenwert als Nutzpflanze. Cannabis ist seit Jahrtausenden ein wichtiger Lieferant für Nahrungsmittel und Fasern. Die Hanffasern werden aufgrund ihrer Eigenschaften geschätzt: Sie sind langlebig, doppelt so reißfest wie Baumwolle und werden zur Herstellung von Seilen, Segeltuch, Bekleidung, Dämmstoffen und Papier verwendet. Christoph Kolumbus verdankt seine Entdeckung Amerikas zum Teil auch den Hanffasern. Sie dienten ihm als Schiffstaue, Segel, Kleidung und fanden sich sogar in seiner Schiffskarte. Karl der Große hielt Hanf im 9. Jahrhundert für seine Bestrebungen derart wertvoll, dass er Bauern nicht nur den Anbau befahl, er erlaubte ihnen auch, ihre Steuern nicht in Geld, sondern mit Hanfsamen zu zahlen.

Im Laufe der letzten Jahrzehnte wird Hanf als Nutzpflanze wieder mehr geschätzt. Sein Anbau ist relativ einfach und günstig und kann ohne Pestizide erfolgen. Hanf wächst so schnell, da halten nicht einmal gewöhnliche Ackerbeikräuter mit. Seine Fasern sind in der Textilindustrie oder als Dämmmaterial in der Bauwirtschaft gefragt. In Deutschland sind seit einigen Jahren wieder Kleidungsstücke aus Hanffasern erhältlich.

Seine Samen sind nicht nur schmackhaft, sondern ein Lieferant für wertvolle Fettsäuren. Das aus ihnen gepresste Hanföl findet mittlerweile großen Zuspruch.

> **!**
> Kleidungsstücke aus Hanf: seit einigen Jahren wieder in Deutschland erhältlich.

Ein Verkaufsschlager gerät in Vergessenheit

In Europa und Nordamerika erlebte Cannabis im 19. Jahrhundert seine Blütezeit. Beinahe alle Apotheken boten Cannabis-Medikamente und eigene Cannabis-Rezepturen an. Diese machten zwischen 1850 und 1900 die Hälfte aller verkauften Medikamente aus! Cannabis wurde bei Schmerzen, Epilepsie, Migräne, Asthma und rheumatischen Erkrankungen empfohlen. Zudem galt es als probates Husten- und Entspannungsmittel. Cannabis wäre als Medikament wohl ununterbrochen bis heute in Verwendung, wenn da nicht die Chemiker und Pharmakologen gewesen wären – oder vielmehr ihr Unvermögen. Es gelang ihnen nicht, die Wirkstoffe des Cannabis zu isolieren. Zu Beginn des 20. Jahrhunderts hatte die Medizin den Anspruch, nur Medikamente einzusetzen, deren Wirkstoffe und Eigenschaften bekannt sind. Bei Cannabis gelang dies – trotz vieler Versuche – leider nicht.

!

Erst im Jahre 1963 gelang die Identifizierung des ersten Cannabis-Wirkstoffs.

Erst im Jahre 1963 verkündete die Forschergruppe um Raphael Mechoulam, dass sie den ersten Wirkstoff des Cannabis isoliert hatten, das Cannabinoid Cannabidiol (CBD). Wenig später gelang ihnen auch die Identifizierung des Hauptwirkstoffs Tetrahydrocannabinol (THC). Diese Entdeckung ebnete den Weg für die medizinische Verwendung von Cannabis.

Cannabis hatte seine Bestimmung als Medikament also verloren, da seine Wirkstoffe erst relativ spät entdeckt wurden. In den meisten Ländern der Erde kam es zudem zu einem Verbot von Cannabis. Dies hatte jedoch andere Gründe.

Wie es zum Verbot von Cannabis kam

In 185 Ländern ist Cannabis verboten. Man könnte meinen, dass gesundheitliche Bedenken dazu geführt hätten. Dem ist aber nicht so. Am Beispiel der USA und Deutschlands lässt sich verfolgen, dass vor allem wirtschaftliche und politische Interessen hinter dem Verbot standen. In den USA waren der Besitz und der Konsum von Cannabis ab 1933 illegal. Dafür setzten sich diverse

Industrielle ein, darunter auch Vertreter der Holzindustrie. Sie sahen im Hanfanbau eine gefährliche Konkurrenz für die Holzwirtschaft. Parallel dazu wurde Cannabis zum Symbol der rassistischen Spaltungen der Gesellschaft. Cannabis wurde in Hetzkampagnen als „Teufelszeug" verschrien, das aus Afroamerikanern und Mexikanern schlechte und gefährliche Menschen mache.

Diese Moralisierung der Cannabis-Debatte finden wir bis heute in den USA. Der von Trump ernannte Justizminister Jeff Sessions ist zum Beispiel der Überzeugung, dass gute Menschen kein Cannabis konsumieren: „Good people don't smoke marijuana."

In Deutschland führte ein drohender Handelsstreit mit Ägypten schlussendlich zum Verbot. Der König von Ägypten machte sich auf der sogenannten Opiumkonferenz 1924 für ein weltweites Verbot von Cannabis stark. Um drohenden Importausfällen aus Ägypten entgegenzuwirken, drängten Pharmaunternehmen wie Bayer die deutsche Regierung zum Verbot im Jahre 1929.

> **!**
>
> Ein drohender Handelsstreit mit Ägypten führte zum Cannabis-Verbot in Deutschland.

Entkriminalisierung und Legalisierung – bald auch in Deutschland?

Weltweit sehen wir einen Trend zur Entkriminalisierung und Legalisierung von Cannabis. Einzelne Bundesstaaten der USA spielen dabei eine Vorreiterrolle. Der Erwerb und Konsum von Cannabis ist mittlerweile in acht Bundesstaaten der USA legal. Weitere Bundesstaaten erlauben die medizinische Nutzung von Cannabis und setzen sich für die Entkriminalisierung ein, damit sich Besitzer kleiner Mengen nicht vor Strafe fürchten müssen. Die Bundesstaaten profitieren davon: durch erhebliche Steuereinnahmen, durch eine florierende Cannabis-Branche und durch Entlastung der Strafverfolgungsbehörden. Die soziale Akzeptanz des Cannabis-Konsums führte laut einer im Oktober 2019 veröffentlichten Studie der Universität von Columbia sogar dazu, dass weniger Jugendliche und Erwachsene krankhaftes Konsumverhalten zeigten.

In den USA zeigt sich, was die Legalisierung für Patienten bedeutet. Sie haben einen erleichterten Zugang zu qualitativ hochwertigen Cannabis-Produkten. Im Bundesstaat Washington kann Cannabis seit 2014 legal gekauft werden. Entsprechend verbreitet ist der Konsum unter Patienten. Rund ein Viertel der dortigen Krebspatienten setzt Cannabis regelmäßig ein.

Wann kommt es in Deutschland zur Legalisierung? Bei einer Abstimmung im Bundestag könnte dies rasch geschehen. Parteien wie die Grünen, die Linke, die FDP und Teile der SPD wären bereits jetzt für eine Aufhebung des Verbots und eine Regulierung der Abgabe. Die Unionsparteien CDU und CSU und die AFD stellen sich dem entgegen. Mittlerweile fordert auch der Bund Deutscher Kriminalbeamter ein Ende des Cannabis-Verbots. Laut einer repräsentativen Umfrage des Meinungsforschungsinstituts Civey sprachen sich 2019 schon 42 Prozent der Deutschen für eine Legalisierung von Cannabis aus. Von den Bundesländern will Berlin den ersten Schritt gehen. Der rot-rot-grüne Senat plant ein Modellprojekt zur kontrollierten Abgabe von Cannabis an Erwachsene. Derweil prüft das Bundesverfassungsgericht, ob das Cannabis-Verbot in Deutschland überhaupt verfassungskonform ist.

Für eine Legalisierung sprechen zahlreiche Argumente, wie die folgende Tabelle veranschaulicht.

!

Die Grünen, die Linke, die FDP und Teile der SPD fordern eine kontrollierte Freigabe von Cannabis.

Legalisierung von Cannabis – Für und Wider

GRÜNDE FÜR DIE LEGALISIERUNG	MÖGLICHE RISIKEN DER LEGALISIERUNG
• Kontrolle von Preis und Qualität möglich • Steuereinnahmen für den Staat • Förderung von Firmen und Jobs in der Cannabis-Industrie • Entlastung von Polizei und Justiz • Schwächung der organisierten Kriminalität • besserer Jugendschutz durch die regulierte Abgabe • Ende der Kriminalisierung ansonsten unbescholtener Bürger • erleichterter Zugang zu medizinischem Cannabis für Patienten	• Anstieg der Cannabis-Konsumenten (Dieser Befürchtung widersprechen Daten aus den USA und der Niederlanden.) • Verharmlosung der möglichen Gesundheitsgefahren • erschwerter Jugendschutz (Dieses Argument gilt als entkräftet. Eine Regulation der Abgabe an Erwachsene erschwert es Jugendlichen, Cannabis zu erwerben.)

Das Gesetz „Cannabis als Medizin" in Deutschland

Im Jahr 2016 wollte die Bundesregierung verhindern, dass Gerichte Patienten das Recht zugestehen, medizinisches Cannabis selbst anzubauen. Mittlerweile haben Studien weltweit dafür gesorgt, dass Cannabis wieder als therapeutische Option bei verschiedenen Erkrankungen anerkannt wurde. Die Bundesregierung erarbeitete das Gesetz „Cannabis als Medizin", das im März 2017 in Kraft trat. Das Gesetz soll Schwerkranken den Zugang zu Cannabis erleichtern. Es sieht vor, dass die Krankenkassen die Kosten für eine Cannabis-Therapie übernehmen müssen, wenn:

- eine schwerwiegende Erkrankung vorliegt,
- herkömmliche Medikamente nicht wirken oder nicht einge-setzt werden können und
- eine spürbare Besserung durch eine Cannabis-Therapie plausi-bel erscheint.

Was theoretisch den Patienten Erleichterung bringen sollte, sorg-te in der Praxis für erhebliche Probleme. Preisexplosionen für Apotheken-Cannabis, Versorgungsschwierigkeiten durch Liefer-engpässe, mangelnde Qualität und der Ärger mit den Kranken-kassen machen den Patienten das Leben schwer. Die Nachfrage an medizinischen Cannabis hat drastisch zugenommen. Für das Jahr 2019 gehen Schätzungen von 65.000 Cannabis-Patienten in Deutschland aus, 2018 waren es 40.000.

!

Das Gesetz „Cannabis als Medizin": ein wichtiger Meilen-stein mit Nach-besserungsbedarf.

Laut Gesetz soll der Arzt die Entscheidung über eine Canna-bis-Therapie fällen. In der Realität treffen die Entscheidungen leider die Krankenkassen, beziehungsweise deren medizinischer Dienst (MDK). Im Dezember 2017 bekam noch fast die Hälfte der Antragstellenden Negativbescheide von ihren Krankenkassen, mittlerweile betrifft dies ein Drittel der Anträge. Sehr oft ist die Ablehnung undurchsichtig und willkürlich begründet. Die Nach-besserung am Cannabis-Gesetz wäre einfach: Krankenkassen dürften die Anträge nicht mehr ablehnen, wenn ein Arzt Canna-bis als Medizin verschrieben hat. Ende 2020 dürfte sich zumin-dest die Versorgungslage bessern, dann wird erstmals medizini-sches Cannabis aus deutschem Anbau erhältlich sein.

Die rechtliche Lage von CBD in Deutschland

Die Abgabe von CBD-Produkten in Deutschland ist leider noch nicht eindeutig geregelt. Einerseits wird Cannabidiol (CBD) als Arzneimittel geführt, andererseits wird momentan der nicht re-zeptpflichtige Verkauf von CBD-haltigen Nahrungsergänzungs-mitteln toleriert. Kopfzerbrechen bereitet diese unsichere Rechtslage zu CBD vor allem Händlern. So legen gewisse Bundesländer wie Bayern die Gesetze so aus, dass keine CBD-Produkte verkauft werden dürften – dies führte zu schwerbewaffneten Razzien in einzelnen bayrischen Hanfläden. Andere Bundesländer sehen das anders. Trotzdem nahmen Drogerieketten wie Rossmann und dm CBD-Öle nach einigen Monaten aus dem Sortiment. Ob behördlicher Druck hinter der Entscheidung steckt, ließen die Drogerieketten leider nicht wissen.

Konsumenten von CBD-Produkten müssen sich keine Sorgen machen. Sowohl der Besitz als auch der Konsum von CBD-Produkten ist straffrei. Eine Ausnahme sind sogenannte „CBD-Blüten". Das sind Blüten von THC-armen Hanfsorten, die optisch von THC-reichen Cannabis-Blüten nicht zu unterscheiden sind. Nutzhanfblüten, wie wir sie für die Teezubereitung empfehlen, können hingegen bezogen werden.

Eine genaue Regelung wird erst 2020 erwartet. Wir gehen davon aus, dass CBD-Produkte wie CBD-Öle oder CBD-haltige Nutzhanftees in Deutschland dann weiterhin legal und ohne Rezept erhältlich sind. Sollte dies nicht der Fall sein, beachten Sie bitte, dass einige unserer Empfehlungen in diesem Buch nicht mehr gesetzeskonform sein könnten. Wenn Sie – wie wir raten jede Empfehlung aus diesem Buch zunächst mit Ihrem Arzt besprechen, sind Sie auf jeden Fall auf der sicheren Seite.

Die Situation in Österreich und der Schweiz

In diesem Buch konzentrieren wir uns vor allem auf die rechtliche Situation für Patienten aus Deutschland. Doch auch in Österreich und der Schweiz gewinnt die Therapie mit Cannabis und CBD an Bedeutung.

In Österreich können Ärzte die Cannabiswirkstoffe Dronabinol, Naboximol (Sativex) und Nabilon verschreiben. Die Krankenkassen erstatten die Kosten hierfür nur bei bestimmten Indikationen und nur nach Genehmigung durch einen Chefarzt.

Ähnlich wie in Deutschland fällt CBD in Österreich nicht unter das Suchtmittelgesetz. Weder der Konsum noch der Erwerb von CBD-Produkten ist strafbar, sofern deren THC-Gehalt nicht 0,3 Prozent überschreitet (erlaubter Grenzwert in Deutschland: 0,2 Prozent). Als Nahrungsergänzungsmittel oder Arznei dürfen CBD-Produkte strenggenommen nicht verkauft werden. CBD wird nämlich im Novel Food-Katalog der Europäischen Kommission als neuartig bewertet – eine entsprechende Zulassung für den Verkauf als Nahrungsmittel ist bis einschließlich 2019 nicht erfolgt.

In der Schweiz ist der Konsum von Cannabis grundsätzlich verboten. Beim Bundesamt für Gesundheit (BAG) können Ausnahmebewilligungen für die medizinische Anwendung von Cannabis beantragt werden. Als Medikament ist momentan nur *Sativex* zugelassen. Ein großer Unterschied zu Deutschland und Österreich ist die erlaubte Abgabe von Cannabis-Produkten mit niedrigem THC-Gehalt. In der Schweiz können Produkte aus Hanf bis zu einem THC-Wert von einem Prozent legal verkauft und erworben werden – ohne ärztliches Rezept. Entsprechende CBD-Produkte weisen daher oft höhere THC-Werte auf als deutsche Produkte. Ebenfalls legal ist die Abgabe von Cannabissorten, deren THC-Gehalt einen Prozent nicht überschreitet. Deren THC-Gehalte können therapeutisch relevant sein und dafür sorgen, dass der Blut-Grenzwert für THC im Straßenverkehr überschritten wird.

> **!**
>
> In der Schweiz können CBD-Produkte mit einem deutlich höheren THC-Wert erworben werden.

Das Endocannabinoid-System

Wer das Endocannabinoid-System versteht, der weiß, wie Cannabis wirkt und heilt. Doch bevor wir uns diesem System zuwenden, unternehmen wir eine kleine Reise. Während unserer Reise machen wir einen kurzen Aufenthalt in einem Hotel am Meer und lernen 100 Billionen Arbeitskräfte kennen, deren Arbeit mit Stromstößen oder chemischen Substanzen koordiniert wird.

In einem großen Betrieb müssen verschiedene Arbeitsschritte miteinander koordiniert werden. Stellen wir uns ein großes Hotel an einem Urlaubsort vor. Gleich zu Saisonbeginn werden mehrere große Reisegruppen erwartet. Der Zimmerservice bereitet die Zimmer vor, das Servicepersonal sorgt für ausreichende Bestuhlung in den Speiseräumen, die Animateure entstauben Schwimmnudeln und Kuschelrock-CDs, überall heulen Staubsauger. Das Hotelpersonal handelt auf Anweisungen der Hotelleitung. Die einzelnen Abteilungen stimmen über Kurznachrichten und Telefonanrufe ihre Bemühungen ab.

Nur die Küche hat von diesen Vorbereitungen und dem Nahen der Reisegruppen nichts mitbekommen. Der Koch hat die betreffende E-Mail falsch verstanden und rechnet erst zwei Wochen später mit dem Saisonbeginn. Er kauft nicht ein, verstärkt nicht sein Küchenteam und verbringt viel Zeit mit dem Lösen von Kreuzworträtseln. Die betriebsinterne Kommunikation hat versagt, die Gäste stehen vor einem leeren Buffet.

> **!**
> Bei fehlender Organisation sind Arbeitsvorgänge nicht aufeinander abgestimmt.

Der Körper: ein „Unternehmen" mit 100 Billionen „Angestellten"

Die Koordination in einem Hotelbetrieb ist sehr wichtig. In dem Unternehmen, das wir jetzt besuchen, entscheidet sie über Gesundheit und Krankheit. Unser Körper ist ein viel größerer „Arbeitgeber" als ein Hotel. Wenn wir jede einzelne Körperzelle als Beschäftigten ansehen, dann sprechen wir von rund 100 Billionen Werktätigen! Eine für uns unvorstellbare Zahl. In Deutschland werden im Vergleich rund 40 Millionen Erwerbstätige gezählt. Eine lächerliche kleine Anzahl für unseren Körper: So viele Angestellte werden in unserem Körper in jeder Sekunde gefeuert und neu eingestellt! Sekündlich werden nämlich rund 40 Millionen Körperzellen neu gebildet und abgebaut.

> **!**
> Unser Körper stellt jede Sekunde rund 40 Millionen neue Arbeitskräfte ein.

Die 100 Billionen Zellen in unserem Körper sind keine Einzel-kämpfer. Sie arbeiten gemeinsam für das Wohlergehen des ge-samten Körpers. Jede Zelle reduziert ihre Aktivität auf spezielle Aufgaben. Manche arbeiten im Chemielabor der Leber, manche als Schutzkräfte im Immunsystem, andere füllen Verdauungssäf-te in Gefäße ab, und manche ziehen die Augäpfel von links nach rechts, während Sie diese Zeile lesen. Die Spezialisierung macht jedoch nur Sinn, wenn die Arbeit unserer Körperzellen entspre-chend den jeweiligen Anforderungen aufeinander abgestimmt wird. Wie die Angestellten des Hotels kommunizieren auch die Zellen miteinander und werden zudem von übergeordneten Kontrolleuren überwacht. Diese sorgen dafür, dass sich einzelne Arbeitsschritte sinnvoll ergänzen und mit begrenzten Ressourcen wie Energie und Nährstoffen hausgehalten wird. Chaos wäre nämlich schlecht, denn dann fühlen wir uns nicht gut oder wer-den krank.

Die Sprache der Zellen

!

Zellen empfangen chemische oder elektrische Nachrichten.

Der Koordinierung der Körperabläufe dienen mehrere Kommuni-kationssysteme. Grundsätzlich betrachtet kommunizieren Zellen auf zwei Wegen: chemisch in Form von speziellen Signalmolekü-len oder elektrisch: Im Kabelsystem der Nerven werden die Infor-mationen als elektrische Impulse weitergegeben. Sie übermitteln dem Gehirn, was es Neues innerhalb und außerhalb des Körpers gibt. Das Gehirn prüft, wie und ob gehandelt werden muss, und teilt seine Entscheidungen den entsprechenden Abteilungen mit. Damit diese die Botschaft auch verstehen, wird sie am Nervenende übersetzt. Aus einem elektrischen Impuls werden spezifische Bo-tenstoffe, die sogenannten Neurotransmitter. Schließlich wollen die meisten Körperzellen nicht jedes Mal einen Stromschlag krie-gen, wenn das Nervensystem ihnen etwas sagen möchte, sie „le-sen" lieber. Neben den chemischen Botschaften der Neurotrans-mitter können sie auch die Botschaften der Hormone entziffern.

Auch die Hormone dienen der Koordination von Körperabläufen. Sie sind Botschaften der Drüsen wie der Schilddrüse, der Nebennieren oder der Bauchspeicheldrüse. Die Botschaften enthalten Arbeitsaufträge, die im Prinzip jede Körperzelle erreichen können, aber nur von bestimmten Zellen verstanden und ausgeführt werden. Darüber entscheiden die sogenannten Rezeptoren.

Rezeptoren sind die Lesehilfen der Zellen. Jede Zelle besitzt in ihrem Inneren und vor allem auf ihrer Außenhaut vieler solcher Lesehilfen. Wie Fühler strecken Zellen ihre Rezeptoren in die Umgebung, um die neuesten Nachrichten zu empfangen. Im Körper zirkulieren viele, oft widersprüchliche Nachrichten. Eine Nachricht kann zum Beispiel lauten: „Beruhigt euch, jetzt wird geschlafen!" Die andere Botschaft zur gleichen Zeit: „Aufwachen, jetzt wird gearbeitet!" Damit jede Zelle nur diese Nachricht liest, die auch für sie bestimmt ist, hat jede spezifische Rezeptoren.

> **!**
>
> Nerven- und Hormonsystem regulieren Arbeitsabläufe im Körper.

Die Entdeckung des Endocannabinoid-Systems

Lange Zeit konnten unsere Zellen miteinander kommunizieren, ohne dass wir mithören konnten. Wir nahmen an, dass sie miteinander sprechen, wussten aber nicht, wie. Im Laufe des letzten Jahrhunderts haben Forscher immer mehr Kommunikationssysteme im Körper entdeckt und verstanden, so auch die Sprache der Körperzellen. Wer eine neue Sprache lernt, der will sie auch anwenden. In der Folge haben Wissenschaftler die chemischen Botschaften nachgebaut. Sie haben Hormone, Botenstoffe, Neurotransmitter erschaffen und dem menschlichen Körper zugeführt. Nun konnten sie mitreden und damit die Körperabläufe beeinflussen. Das kann im Fall von Erkrankungen hilfreich sein, wenn zum Beispiel bei einer Unterfunktion der Schilddrüse die fehlenden Hormone als Medikament von außen zugeführt werden können.

Auch wer Cannabinoide einsetzt, unterhält sich mit seinen Zellen. Wie wir heute wissen, besitzen viele Zellen im Körper Rezeptoren für Cannabinoide. Die Cannabinoide docken an diese an und übermitteln ihnen einen Arbeitsauftrag.

Wie das funktioniert, ist erst seit Kurzem bekannt. Die Entdeckung des Hauptwirkstoffs von Cannabis, THC, gelang im Jahre 1964. Es dauerte weitere 24 Jahre, bis Forscher verstanden, wie THC im Körper wirkt. Sie stellten fest, dass THC im körpereigenen Dialog der Zellen ein Wörtchen mitzureden hat. Dies geschieht über das Endocannabinoid-System. Dieses liegt nicht an einem speziellen Ort, sondern befindet sich fast überall in unserem Organismus. Es besteht aus spezifischen chemischen Botenstoffen, den sogenannten Endocannabinoiden, und den dazugehörigen Rezeptoren. Die Endocannabinoide ähneln in ihrer Struktur den Wirkstoffen der Hanfpflanze, den Cannabinoiden. So erklärt sich auch ihr Name: „Endo-" kommt vom griechischen Wort „endon" = innen. Endocannabinoide sind also unsere „inneren" Cannabinoide. Wie Cannabis produzieren wir also unseren eigenen Cannabinoide, die im Körper zirkulieren und ihre Botschaften an Rezeptoren übermitteln.

> **!**
>
> Das Endocannabinoid-System besteht aus den sogenannten Endocannabinoiden und entsprechenden Rezeptoren.

Das Endocannabinoid-System – Wächter der inneren Balance

Die bekanntesten Endocannabinoide heißen Anandamid und 2-Arachidonyl-Glycerin (2-AG). Anandamid wird auch als das körpereigene THC bezeichnet. Wie THC wirkt auch Anandamid schmerzstillend und euphorisierend und reguliert Appetit und Schlaf. Die wichtigsten Rezeptoren des Endocannabinoid-Systems heißen Cannabinoid-Rezeptor 1 (CB1) und Cannabinoid-Rezeptor 2 (CB2). Je nachdem, wo diese liegen, erfüllen sie im Zusammenspiel mit unseren Endocannabinoiden unterschiedliche Aufgaben.

Cannabinoid-Rezeptoren 1 und 2 und ihre Aufgaben

KÖRPERTEIL	REZEPTORTYP	REGULIERUNG VON
Gehirn	CB1	Schmerzwahrnehmung, Gedächtnisleistung, Lernvermögen, Angst, Depressionen, Koordination, Appetit, Übelkeit, Erbrechen, Belohnung
Herz	CB1, CB2	Herzfrequenz, Zellschutz
Leber	CB1, CB2	Zellschutz
Verdauungstrakt	CB1, CB2	Entzündungen, Darmaktivität
Keimdrüsen	CB1, CB2	Schwangerschaft, Spermienproduktion
Haut	CB1, CB2	Entzündungen, Schmerz, Zellreifung, Bildung von Hautfetten
Abwehrsystem	CB2	Abwehrleistung, Entzündungen
peripheres Nervensystem	CB2	Schmerzwahrnehmung
Knochen	CB2	Knochenwachstum

Wie Sie der Tabelle entnehmen können, ist das Endocannabinoid-System für viele Abläufe im Körper mitverantwortlich. Wie das Nerven- und das Hormonsystem kümmert sich das Endocannabinoid-System um die Koordination von Arbeitsvorgängen. Seine Hauptaufgabe besteht in der Aufrechterhaltung der inneren Balance, der sogenannten Homöostase. Die Homöostase beschreibt einen Zustand, in dem biologische Prozesse einen idealen Gleichgewichtszustand erreichen. Wird dieser Gleichgewichtszustand gestört, kommt es zu Beschwerden oder Erkrankungen.

!

Hauptaufgabe des Endocannabinoid-Systems: Aufrechterhaltung der Homöostase.

Die Homöostase ist bei vielen Erkrankungen und Beschwerden gestört und kann durch das Endocannabinoid-System beeinflusst werden. Therapeutisch lassen sich hierfür pflanzliche Cannabinoide einsetzen, die wie unsere eigenen Endocannabinoide an die Cannabinoid-Rezeptoren andocken. Ist zum Beispiel bei entzündlichen Erkrankungen die Abwehr übereifrig, können pflanzliche Cannabinoide dem über die Rezeptoren der Abwehrzellen entgegenwirken.

Wenn Endocannabinoide fehlen

Endocannabinoide wie Anandamid regeln als Botenstoffe das Zusammenspiel körperlicher Abläufe. Ein Mangel an Endocannabinoiden müsse daher mit regulativen Störungen einhergehen, behauptete der amerikanische Cannabis-Forscher Ethan Russo. Er entwickelte das Konzept des klinischen Endocannabinoid-Mangels: Dieser könne mit einer Reihe von körperlichen und seelischen Beschwerden einhergehen. Grund dafür sei die Rolle von Anandamid bei der Schmerzwahrnehmung und des Serotonin-Stoffwechsels. In den meisten Fällen äußert sich der klinische Endocannabinoid-Mangel durch das Auftreten diffuser Schmerzen. „Wer zu wenig Endocannabinoide hat, hat dort Schmerzen, wo er keine haben sollte", sagt Dr. Russo.

Mittlerweile wird der klinische Endocannabinoid-Mangel mit verschiedenen Erkrankungen in Verbindung gebracht. Dazu zählen die Fibromyalgie, das Reizdarmsyndrom und die Migräne. Typischerweise geht das Auftreten einer dieser Erkrankungen mit einem erhöhten Erkrankungsrisiko für die beiden anderen Krankheitsbilder einher. Auch Patienten mit bipolaren Störungen, Menstruationsbeschwerden oder posttraumatischen Belastungsstörungen können von einem Endocannabinoid-Mangel betroffen sein.

!

„Wer zu wenig Endocannabinoide hat, hat dort Schmerzen, wo er keine haben sollte."

Mit Cannabinoiden ganzheitlich heilen

Cannabinoide wie THC und CBD sind aussichtsreiche Kandidaten für die Behandlung eines Endocannabinoid-Mangels. Auch bei anderen Erkrankungen, bei denen das Endocannabinoid-System eine Rolle spielt, können sie hilfreich sein. Über eine Beeinflussung des Endocannabinoid-Systems helfen sie, die verlorene Balance bei krankhaften Körpervorgängen wiederzufinden. Wer mit Cannabinoiden heilt, spricht mit seinen Körperzellen. Er erinnert sie daran, das innere Gleichgewicht zu wahren oder wiederherzustellen. Dies kann zu einer ganzheitlichen Heilung führen, bei der Körper, Geist und Psyche gesunden. Nimmt ein Schmerzpatient zum Beispiel Cannabis gegen seine Schmerzen, können nicht nur die sich bessern. Auch etwaige Depressionen, Ängste und Schlafstörungen können durch Cannabinoide gelindert werden.

> **!**
>
> Cannabinoide beeinflussen Körper, Geist und Seele.

Warum produziert eine Pflanze eigentlich Stoffe, die ein komplexes Steuersystem unseres Körpers derart beeinflussen, dass wir Heilung oder Linderung erfahren können? Sie tut es, weil Pflanzen gerne die Steuersysteme von Tieren „hacken". Sie entwickeln Stoffe, die ähnlich aufgebaut sind wie Steuerstoffe ihrer hungrigen Fraßfeinde. Damit können sie diese beeinflussen und zum Beispiel dafür sorgen, dass ihnen der Appetit vergeht. Uns wollte die Hanfpflanze nicht „hacken", denn als die ersten Hanfpflanzen Cannabinoide entwickelten, wandelten wir noch nicht auf diesem Planeten. Dennoch hat die Evolution dafür gesorgt, dass auch wir durch Cannabinoide beeinflussbar sind.

Das Endocannabinoid-System pflegen

Das Endocannabinoid-System ist essenziell für unser Wohlergehen. Es entscheidet mit, wie wir uns fühlen, schützen und entspannen, wie wir essen, schlafen und vergessen. Im Krankheitsfall kann es zur Genesung beitragen. Es liegt daher in unserem Interesse, dass es störungsfrei arbeitet. Aus diesem Grund wollen wir Ihnen den folgenden Abschnitt besonders an Herz legen.

Die Gabe von Cannabinoiden ist nur ein Weg, um das Endocannabinoid-System zu beeinflussen. Der amerikanische Wissenschaftler John McPartland ging der Frage nach, welche weiteren Möglichkeiten es gibt, das Zusammenspiel der Endocannabinoide zu stärken. In einer 2014 veröffentlichten Publikation zeigt er, dass unser Lebensstil das Endocannabinoid-System beeinflusst.

!

Wer das Endocannabinoid-System pflegt, wird von diesem belohnt.

Wir haben seine wichtigsten Erkenntnisse und Tipps zusammengefasst, von denen Gesunde und Kranke profitieren können. Das Endocannabinoid-System wird Sie bald belohnen, indem es Ihnen Wohlgefühl und Entspannung verschafft. Dies liegt vor allem am körpereigenen Endocannabinoid Anandamid. Dieses hat seinen Namen nicht zufällig von dem altindischen Wort *Ananda* = große Freude. Hohe Anandamid-Werte können glücklich und euphorisch machen. Wer sein Endocannabinoid-System gemäß unseren Ratschlägen pflegt, hat schon einiges für seinen Anandamid-Stoffwechsel getan.

Bei Beschwerden oder Erkrankungen, bei denen das Endocannabinoid-System nicht richtig arbeitet, können durch die folgenden Tipps bald Verbesserungen spürbar sein. Viele unserer Empfehlungen werden Ihnen bekannt vorkommen. Sie pflegen nämlich nicht nur das Endocannabinoid-System, sondern wirken sich auf verschiedene Weise positiv auf unsere Gesundheit aus.

Wie unser Endocannabinoid-System beeinflusst wird

MASSNAHME	BEEINFLUSSUNG DES ENDOCANNABINOID-SYSTEMS
Entspannungstechniken	fördern die Bildung von Endocannabinoiden
Omega-3-Öle	positive Wirkung auf Rezeptoren, Endocannabinoide und Enzyme
Fastenzeiten und kalorienbewusste Ernährung	fördern die Bildung von Endocannabinoiden und CB1-Rezeptoren
sportliche Aktivität	fördert die Bildung von Endocannabinoiden und CB1-Rezeptoren
Probiotika	fördern die Bildung von CB1- und CB2-Rezeptoren im Verdauungstrakt
Kakao, Maca, Galanga	verlangsamen den Abbau von Endocannabinoiden
Chemikalien wie Pestizide oder Weichmacher	beeinträchtigen CB1-Rezeptoren
Omega-6-Öle (im Übermaß)	beeinträchtigen CB1-Rezeptoren
hoher Zucker- und Fettkonsum	senkt Endocannabinoide, beeinträchtigt CB1-Rezeptoren
chronischer Stress	senkt Endocannabinoide
Alkohol (im Übermaß)	senkt Endocannabinoide, beeinträchtigt CB1-Rezeptoren
Nikotin	senkt Endocannabinoide im zentralen Nervensystem

Auf ausreichend Omega-3-Öle achten

Mehrfach ungesättigte Fettsäuren spielen eine wichtige Rolle in der Regulation zellulärer und zwischenzellulärer Prozesse. Dazu zählen Entzündungsvorgänge, Immunkompetenz und Nervenstoffwechsel. Unsere Ernährungsweise weist typischerweise eine ungesunde Zusammensetzung mehrfach ungesättigter Fettsäuren auf. Sie ist meist reich an Omega-6-Fettsäuren, jedoch arm an Omega-3-Fettsäuren. Omega-6-Fettsäuren im Übermaß fördern die Bildung entzündungsfördernder Stoffe und spielen bei der

Entstehung vieler chronischer Erkrankungen eine Rolle. Ein Übermaß an Omega-6-Fettsäuren kann zudem die Aktivität des Endocannabinoid-Systems negativ beeinflussen. Dies geschieht über eine Hemmung der Cannabinoid-Rezeptoren. Omega-3-Fettsäuren fördern hingegen die Tätigkeit von entsprechenden Rezeptoren, Endocannabinoiden und Enzymen. Zudem senken sie den Cholesterinspiegel, verbessern die Fließeigenschaften des Blutes und regulieren das Immunsystem.

Wer mindestens einmal wöchentlich fetten Fisch wie Makrele, Lachs, Kabeljau oder Hering verzehrt, führt seinem Körper viele Omega-3-Fettsäuren zu. Eine weitere gute Quelle sind Walnüsse und pflanzliche Öle wie Lein-, Hanf- oder Walnussöl. Im Winter können Vitamin-D-haltige Fischöle eine sinnvolle Ergänzung der täglichen Ernährung sein.

Omega-3-reiche Lebensmittel

LEBENSMITTEL	GEHALT AN OMEGA-3-FETTSÄUREN (PRO 100 g)
Leinöl	66 g
Chiaöl	60 g
Leinsamen	25 g
Chiasamen	19 g
Hanföl	17 g
Walnussöl	13 g
Rapsöl	9 g
Walnüsse	8 g
Lachs	1,8 g
Sardine	1,4 g
Hering	1,2 g
Makrele	1 g

Gesundheitsfaktor Hanföl

Durch das Verbot von Cannabis geriet das Hanföl, das aus seinen Samen hergestellt wird, in Vergessenheit. Erst der Anbau von THC-armen Hanfsorten erlaubte in den letzten Jahrzehnten die Wiederentdeckung des Hanföls. Hanföl ist aufgrund seines nussigen Geschmacks und seines hohen Gehalts an ungesättigten Fettsäuren (über 70 Prozent) ein gesundes Vergnügen.

Hanföl verleiht Aufstrichen, Salaten, Dressings und Marinaden einen besonderen Geschmack. Zum Braten eignet es sich nicht. Die beste Qualität verspricht kaltgepresstes Bio-Hanföl.

Nicht nur in der Küche findet Hanföl Verwendung. Hanföl ist ein exzellentes Öl für die tägliche Hautpflege. Besonders bei trockener und juckender oder entzündeter Haut hat sich sein Einsatz bewährt. Für die äußerliche Anwendung kann es im Verhältnis 1:1 mit Jojobaöl gemischt werden.

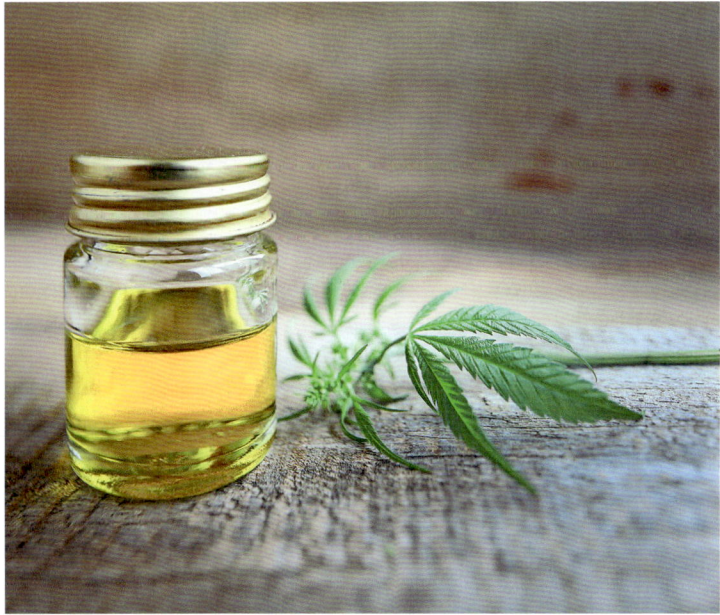

Hanföl findet in der Küche und der Hautpflege Verwendung.

Chemikalien vermeiden

Diverse Chemikalien stören die Regulation des Endocannabinoid-Systems. Dazu zählen unter anderem Pestizide auf Diazinon- oder Chlorpyrifos-Basis. Der amerikanische Cannabis-Forscher Russo vermutet, dass eine chemikalienfreie biologische Ernährung die normale Funktion des Endocannabinoid-Systems fördert.

Die bei der Herstellung von Kunststoffen verwendeten Weich- und Hartmacher können die Funktion des CB1-Rezeptors einschränken. Wir empfehlen, die Belastung durch chemische Weich- oder Hartmacher zu reduzieren. Dafür ist Ihnen die folgende Tabelle hilfreich.

> **!**
>
> Chemikalien aus Lebensmitteln können das Endocannabinoid-System beeinträchtigen.

Chemische Weich- und Hartmacher

PROBLEMATISCHE QUELLEN VON WEICH- UND HARTMACHERN	LÖSUNG
PVC	Weich-PVC (z. B. in Duschvorhängen) und PVC-haltige Materialien in Wohnräumen vermeiden.
PET-Flaschen	PET-Flaschen meiden, Glasflaschen oder BPA-freie Getränkeflaschen verwenden.
Verpackung von Lebensmitteln	Öfter mal frische und unverpackte Lebensmittel kaufen.
Baumaterial, Farben und Lacke	Schadstofffreie Baumaterialen verwenden: entweder Naturmaterialien oder auf Gütesiegel wie Blauer Engel, TÜV-TOXPROOF-Zeichen, GuT-Siegel oder natureplus achten.
Kinderspielzeug und Gebrauchsgegenstände aus Plastik	Generell gilt: Alles, was stark „chemisch" oder „nach Plastik" riecht, nicht kaufen. Nach BPA-freien Alternativen suchen.
Kunstleder	Kunstleder vermeiden.
Plastikgeschirr	Nur Plastikgeschirr mit PE- oder PP-Kennzeichnung kaufen.
Kosmetika	Nutzen Sie die kostenlose App ToxFox, um Kosmetika auf gesundheitsgefährdende Stoffe zu prüfen.

Regelmäßig körperlich aktiv sein

Das Endocannabinoid-System liebt Sport. Die in Studien beobachteten Effekte sind teilweise beachtlich. Bereits ein halbstündiges Lauftraining führte in einer Studie zu einer Verdopplung des Endocannabinoids Anandamid im Blut. Wissenschaftler vermuten, dass der Anstieg von Anandamid wesentlich am sogenannten „Runner's High" beteiligt ist. Wer regelmäßig Sport betreibt, kann mit einem dauerhaften Anstieg von Endocannabinoiden belohnt werden.

> **!**
> Sportliche Betätigung fördert den Stoffwechsel der Endocannabinoide.

Darmfreundschaften pflegen

Wir sind nie allein. In unseren Gedärmen tragen wir riesige Kolonien von Bakterien mit uns. Die meisten davon sind an einer Partnerschaft mit uns interessiert. Heute wissen wir, dass unser und ihr Wohlergehen voneinander abhängen. Auch das Endocannabinoid-System wird durch die Zusammensetzung unserer Darmflora beeinflusst. Eine hoher Anteil an positiven „Mitbewohnern", sogenannten Darmsymbionten wie den Milchsäurebakterien, führte in Untersuchungen zu einer Zunahme von Cannabinoid-Rezeptoren im Verdauungstrakt.

Eine ballastoffreiche Ernährung und der Verzehr von milchsauer vergorenen Lebensmitteln und Säften führen zu einer Stärkung der Darmflora. Bei bestehenden Verdauungsbeschwerden kann eine zielgerichtete Therapie mit Probiotika sinnvoll sein.

> **!**
> Ballaststoffe und milchsauer vergorene Lebensmittel fördern Darmflora und Endocannabinoid-System.

Ernährungsfehler vermeiden

Zahlreiche Studien zeigen, dass ein hoher Zucker- und Fettkonsum mit unvorteilhaften Veränderungen des Endocannabinoid-Systems einhergeht. Er führt zu einer Abnahme von CB1-Rezeptoren und Endocannabinoiden. Diese Veränderungen stimulieren wiederum den Verzehr hochkalorischer Nahrungsmittel. Dieser Teufelskreis lässt sich durch Diät- oder Fastenperioden durchbrechen. Hierfür eignet sich zum Beispiel auch unser Pro-

metheus-Programm, das wir in unserem Buch „Die Leber natürlich reinigen" (siehe Anhang) vorstellen.

Große Mengen Alkohol und regelmäßiger Zigarettenkonsum
können zu einer Abnahme wichtiger Endocannabinoide wie Anandamid führen.

Mit Entspannungstechniken Stress bewältigen

!

Entspannungstech-
niken wirken dem
negativen Einfluss
von chronischem
Stress entgegen.

Chronischer Stress schadet dem Endocannabinoid-System und
führt zu niedrigen Endocannabinoid-Werten. Entspannungs-
techniken können diesem Effekt entgegenwirken.

Schon kurzfristige Massagen sind sehr wirkungsvoll. In einer
Studie steigerten entspannende Massagen die körpereigenen Anandamid-Werte um 170 Prozent. Andere Entspannungstechni-
ken wie Meditation, autogenes Training, Yoga oder Qigong dürften zu vergleichbaren Effekten führen.

Schokolade essen

Kakao kann glücklich machen. Mit ihm lassen sich unsere Anandamid-Werte beeinflussen. Er enthält zwar kein Anandamid,
wie fälschlicherweise oft berichtet wird, aber er bildet zwei Stoffe,
die das Enzym FAAH hemmen, das Anandamid abbaut. Dies
führt zu einer Steigerung des aktiven Anandamids.

Besonders empfehlenswert sind Rohkakao oder aus diesem
gefertigte Produkte. Als Snack für unterwegs eignen sich Rohka-
kao-Bohnen. Ebenfalls hemmend auf FAAH wirken Inhaltsstoffe
aus dem Maca-Tee und der Galanga-Wurzel.

Der Hauptwirkstoff Tetrahydrocannabinol (THC)

Wäre Cannabis eine Rockband, THC wäre der Bandleader. THC, die Kurzform von Tetrahydrocannabinol, ist der bekannteste Inhaltsstoff von Cannabis und sorgt aufgrund seiner psychoaktiven Wirkung immer wieder für Kontroversen. Unter Ärzten wird seine psychoaktive Wirkung bisweilen als unerwünscht betrachtet, als ein Effekt, der in Kauf genommen werden muss. Für viele Patienten, die aufgrund einer schweren Erkrankung mit einer verminderten Lebensqualität und einem hohen Leidensdruck leben müssen, kann die psychoaktive Wirkung jedoch sehr wohltuend und befreiend sein.

THC wirkt jedoch nicht nur psychoaktiv. Das Cannabinoid interagiert mit Cannabinoid-Rezeptoren an verschiedenen Stellen im Körper. THC lindert Übelkeit und Erbrechen und gilt als schlaffördernd, schmerzstillend, entzündungshemmend, angstlösend, antidepressiv, antioxidativ, antitumoral, appetitanregend und krampflösend. Chronisch kranke Patienten profitieren meist von mehr als einer dieser Wirkungen. Bei Schmerzpatienten können zum Beispiel neben der schmerzstillenden auch die entzündungshemmende, antidepressive und schlaffördernde Wirkung eine Rolle spielen.

> **!**
> Chronisch kranke Patienten profitieren meist von mehr als einer der Wirkungen von THC.

THC kann auf verschiedene Weise angewandt werden. Das Cannabinoid findet sich in natürlicher oder synthetischer Form in den Medikamenten *Sativex* und *Canemes* und in dem Rezepturbestandteil Dronabinol. Dronabinol kann vom Arzt in Form von Tropfen verordnet werden. Sehr beliebt ist die Therapie mit Cannabis-Blüten. Sie enthalten neben THC noch andere wertvolle Inhaltsstoffe. Wie wir bald sehen werden, können diese die Wirkung von THC positiv beeinflussen. In Deutschland sind verschiedene Sorten von Cannabis-Blüten verschreibungsfähig. Ihre THC-Gehalte reichen von 1 bis 22 Prozent.

Cannabis-Blüten richtig anwenden

Die gebräuchlichste Form der Anwendung von Cannabis-Blüten ist die Inhalation mittels Vaporizer. Mit einem Vaporizer werden zerkleinerte Cannabis-Blüten erhitzt und deren Inhaltsstoffe als Dampf eingeatmet. Hierbei entstehen keine giftigen Verbrennungsprodukte. Solche finden sich hingegen beim Rauchen von Cannabis-Blüten, das wir für die medizinische Nutzung nicht empfehlen. Vaporizer von sehr guter Qualität stellt die deutsche Firma Storz & Bickel her. Die Kosten für deren Vaporizer können theoretisch von der Krankenkasse übernommen werden. Die ideale Verdampfungstemperatur für Cannabis-Blüten liegt zwischen 190 und 210 °C. Anwender können selbst testen, bei welcher Temperatur sie die beste Wirkung erzielen.

Cannabis-Blüten können auch als Tee eingenommen werden. Vor der Teezubereitung sollten sie jedoch im Backofen bei 140 °C zehn Minuten lang erhitzt werden. Durch die Hitze kommt es zur sogenannten Decarboxylierung, während der die THC-Vorstufe THCA in THC umgewandelt wird. Danach überbrüht man die Cannabis-Blüten mit siedendem Wasser und lässt sie zugedeckt zehn Minuten lang ziehen. Geben Sie vor dem Genuss etwas Fett in Form von Butter, Sahne, Kokosfett oder Milch zum Tee, dies erleichtert die Aufnahme der Cannabinoide.

> **!**
>
> Während der Decarboxylierung wird aus der Vorstufe THCA THC.

Unterschiede bei den Anwendungsarten

INHALATION MITTELS VAPORIZER	ORALE AUFNAHME ALS TEE
sofortiger Wirkeintritt	Cannabinoide müssen erst im Darmtrakt aufgenommen werden – Wirkeintritt nach ein bis eineinhalb Stunden
ungefähr ein Drittel der Cannabinoide wird ins Blut aufgenommen	ungefähr ein Neuntel der Cannabinoide wird ins Blut aufgenommen
sofortige starke Wirkung, die schneller nachlässt	etwas schwächere Wirkung, die aber länger anhält

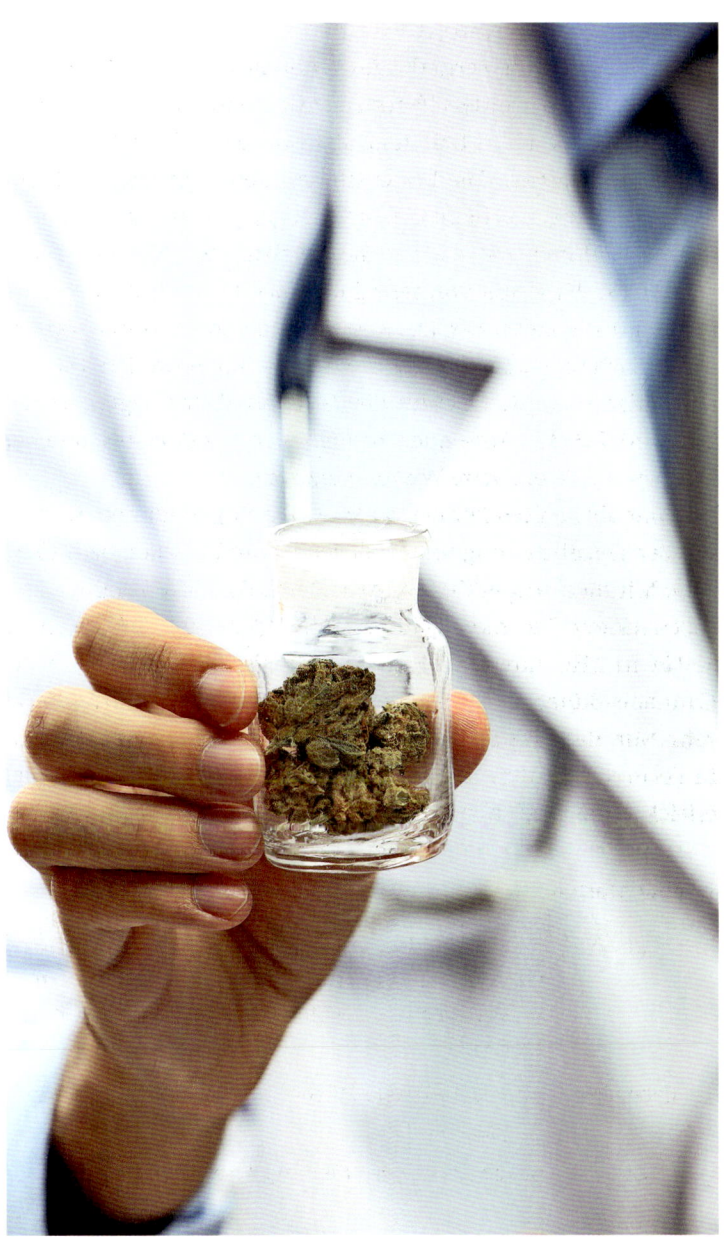

In Deutschland sind verschiedene Sorten von Cannabis-Blüten verschreibungsfähig.

THC richtig dosieren

Grundsätzlich sollten sich Patienten an die Dosierungsempfehlungen ihres Arztes halten. In Absprache mit dem Arzt können Dosierungen individuell angepasst werden. Dies macht Sinn, denn jeder Mensch hat eine unterschiedliche Empfindlichkeit für THC. Bei manchen reichen geringe Dosen, andere verspüren erst nach mittleren oder großen Dosen die gewünschten Effekte.

Wir empfehlen, die Dosierung zu Beginn der Therapie möglichst klein zu halten und dann gegebenenfalls langsam zu steigern.

! Die Inhalation mit einem Vaporizer eignet sich besonders gut für die Dosisfindung.

- Beginnen Sie mit 1–2,5 mg THC und warten Sie die Wirkung ab. Wenn Sie THC inhaliert haben, können Sie den Effekt nach einer halben Stunde beurteilen. Bei der oralen Einnahme sollten Sie 90 Minuten warten.
- Wiederholen Sie die Anwendung, wenn die erwünschte Wirkung nicht eintritt.

Therapie mit THC – das sollten Sie beachten

Wer eine Therapie mit THC beginnt, sollte die folgenden Hinweise berücksichtigen.

- Die Sensibilität für THC ist von Mensch zu Mensch verschieden. Manche benötigen sehr niedrige Dosierungen, andere hohe, um einen Effekt zu verspüren. Die Dosierung sollte deshalb immer individuell angepasst werden.

! Kurzzeitige Therapiepausen sind bei Toleranzeffekten hilfreich.

- Bei einer täglichen Therapie mit THC kann es zu einem Toleranzeffekt kommen. Die üblichen Dosierungen wirken dann nicht mehr wie gewohnt. Eine regelmäßige Therapiepause von ein bis zwei Tagen wirkt diesem Effekt entgegen.
- Die Anwendung von THC kann mit Nebenwirkungen einhergehen. Wie diese erkannt, vermieden oder behandelt werden können, erfahren Sie im folgenden Abschnitt.
- Schwere Persönlichkeitsstörungen und psychotische Erkrankungen gelten als Kontraindikationen für den Einsatz von

THC. Sorgfältig bedacht werden sollte er bei Suchterkrankungen, schwere Herz-Kreislauf-Erkrankungen (dies gilt insbesondere für Menschen mit Herzrhythmusstörungen oder mit gesteigertem Risiko für Herzinfarkte) und während der Schwangerschaft, Stillzeit und Pubertät. Forschungen legen nahe, dass THC über die Muttermilch an das Kind weitergegeben wird.

- Bei Kindern und Jugendlichen kann THC die Entwicklung von Persönlichkeit und Gehirn beeinträchtigen.
- THC kann die Wirkung von Beruhigungsmitteln, Opioiden und Schlafmitteln verstärken und die Wirkung von HIV-Medikamenten wie *Indinavir, Ritonavir* oder *Nelfinavir* beeinflussen.
- THC erleichtert zwar das Einschlafen, beeinträchtigt unter Umständen aber die Schlafqualität. THC kann nämlich die wichtige REM-Schlafphase blockieren oder erschweren. Dadurch kommt die durch das Träumen wichtige emotionale Verarbeitung von Problemen des Alltags zu kurz. Wer regelmäßig Cannabis vor dem Einschlafen konsumiert, fühlt sich dadurch durch alltägliche Belastungen schneller überfordert. In Absprache mit den Ärzten kann es daher sinnvoll sein, Cannabis nicht direkt vor dem Zubettgehen, sondern tagsüber anzuwenden.

Mögliche Risiken bei langfristiger Therapie

Wie akute Nebenwirkungen vermieden oder behandelt werden können, erfahren Sie im nächsten Abschnitt. Hier wollen wir zunächst auf mögliche gesundheitliche Risiken hinweisen, die eine langfristige Therapie mit THC mit sich bringen kann. Cannabis ist zwar ein vergleichsweise sicheres und nebenwirkungsarmes Medikament. Eine längerfristige Einnahme kann dennoch psychische, körperliche und soziale Auswirkungen haben. Die Risiken eines langfristigen Konsums können jedoch minimiert wer-

!

Risiken minimieren: Anweisungen des Arztes befolgen und mit ihm eventuelle Nebenwirkungen besprechen.

den. Dafür sollten die Anweisungen des Arztes befolgt und eventuelle Nebenwirkungen oder Unsicherheiten mit ihm besprochen werden.

- Der regelmäßige Genuss von Cannabis kann zu einer psychischen Abhängigkeit führen. Eine körperliche Abhängigkeit von Cannabis äußert sich meist erst beim Versuch, weniger oder gar kein Cannabis zu konsumieren. Auf der Internetseite www.drugcom.de können Konsumenten testen, ob eine Cannabis-Abhängigkeit vorliegt.
- Langer und intensiver Cannabis-Konsum kann die Motivation und den inneren Antrieb beeinträchtigen. Dies scheint vor allem Menschen zu betreffen, die bereits vor dem Konsum zu Teilnahmslosigkeit und Passivität neigten.
- Intensiver Cannabis-Konsum kann zu Wesensveränderungen führen. Hierfür ist die soziale Isolation des Betroffenen kennzeichnend – er beschäftigt sich lieber mit sich selbst als mit anderen. Anforderungen anderer werden als störend empfunden, für soziale Interaktionen fehlen Energie und Interesse.
- Eine längerfristige Einnahme von THC kann das Gedächtnis und die geistige Leistungsfähigkeit beeinträchtigen.
- Die Auswirkungen von Cannabis-Konsum auf das Entstehen von Psychosen werden zum Teil widersprüchlich beschrieben. Bei Menschen, die bereits ein erhöhtes Psychoserisiko haben, kann Cannabis eine Psychose auslösen, besonders wenn als zweiter Risikofaktor Stress hinzukommt.
- Schädliche Auswirkungen des Cannabis-Konsums auf die Atemwege treten nur auf, wenn Cannabis zusammen mit Tabak geraucht wird.

Cannabis-Patienten dürfen Auto fahren

Der Wirkstoff THC kann die Fahrtüchtigkeit einschränken. Wem nachgewiesen wird, dass er unter Einfluss von THC Auto fährt, macht sich in Deutschland strafbar. Dies gilt nicht für Cannabis-Patienten. Sie dürfen am Straßenverkehr teilnehmen. Voraussetzungen sind hierfür, dass die behandelnden Ärzte damit einverstanden sind und deren Dosierungsempfehlungen eingehalten werden. In der Regel warten Ärzte zunächst die Eingewöhnungsphase ab, wie Cannabis oder THC-haltige Arzneimittel vertragen werden.

> **!**
> Im Straßenverkehr sollten Cannabis-Patienten einen Nachweis mitführen.

Gesetzlich ist es zwar nicht vorgeschrieben, dass Patienten unter Dauermedikation einen Nachweis mitführen müssen. Für den Fall einer Polizeikontrolle ist es aber von Vorteil, einen solchen bei sich zu haben. Empfehlenswert ist zum Beispiel der Cannabis-Ausweis der Arbeitsgemeinschaft Cannabis als Medizin (Kontakt im Anhang).

Akute Nebenwirkungen von THC vermeiden oder behandeln

Einzelne häufige Nebenwirkungen von Cannabis können vermieden oder schwächer auftreten, wenn die folgenden Hinweise beachtet werden:

- Lesen Sie den entsprechenden Abschnitt über mögliche Gegenanzeigen und Wechselwirkungen von THC (siehe oben).
- Trinken Sie ausreichend vor und nach dem Konsum von Cannabis. Eine ausreichende Trinkmenge hält den Kreislauf stabil und kann möglichen Nebenwirkungen wie Trockenheit von Mund oder Augen vorbeugen.

> **!**
> Informieren Sie sich vor dem Konsum über mögliche Gegenanzeigen, Wechsel- und Nebenwirkungen.

- Konsumieren Sie Cannabis nicht auf leeren Magen. THC kann Auswirkungen auf den Blutzuckerspiegel haben und zu einer Unterzuckerung oder Heißhunger-Attacken führen. Langkettige Kohlenhydrate sind wertvolle Energiespeicher. Sie werden langsam abgebaut und sorgen für einen stabilen Blutzuckerspiegel. Langkettige Kohlenhydrate finden sich unter anderem in Vollkornprodukten, Trockenfrüchten, Nüssen und Gemüsen wie Kartoffeln oder Karotten.

- Konsumieren Sie qualitativ hochwertiges Cannabis. Nur Apothekenware wird ausreichend hinsichtlich Wirkstoffgehalt und Verunreinigungen geprüft.
- Beginnen Sie mit kleinen Dosierungen.

Cannabis vom Schwarzmarkt – eine Option für Patienten?

Das Gesetz „Cannabis als Medizin" sollte Menschen, die von einer Behandlung mit Cannabis profitieren, den legalen Zugang zu Cannabis ermöglichen. Doch bleibt der Weg zu legalem, medizinischem Cannabis für viele Patienten versperrt. Aufgrund des hohen Apothekenpreises ist eine Cannabis-Therapie auf eigene Kosten nur für sehr wenige Menschen eine Option. Ein Eigenanbau wird weiterhin nicht genehmigt. Aus Verzweiflung sehen sich viele Patienten genötigt, Cannabis auf dem Schwarzmarkt zu kaufen.

Rechtlich gesehen ist der Kauf von Schwarzmarkt-Cannabis illegal. Der Konsum von Cannabis ist in Deutschland nicht verboten, wohl aber der Erwerb und Besitz. Andererseits werden Strafverfahren wegen des Erwerbs „geringer Mengen", die offensichtlich dem Eigenbedarf dienen, meist schnell eingestellt. Die „geringe Menge" wird in jedem Bundesland anders definiert.

Dennoch können wir nicht zum Kauf von Cannabis auf dem Schwarzmarkt raten. Dies hat vor allem mit den fehlenden Qualitätskontrollen zu tun. Schwarzmarkt-Cannabis wird oft absichtlich verunreinigt, um das Gewicht und damit den Gewinn zu maximieren. Dafür werden gesundheitsschädliche Substanzen wie Blei, Glas, Kunststoffverbindungen, Kunstdünger oder Haarspray verwendet. Zudem können Schwarzmarkthändler keine genauen Angaben über den Wirkstoffgehalt geben.

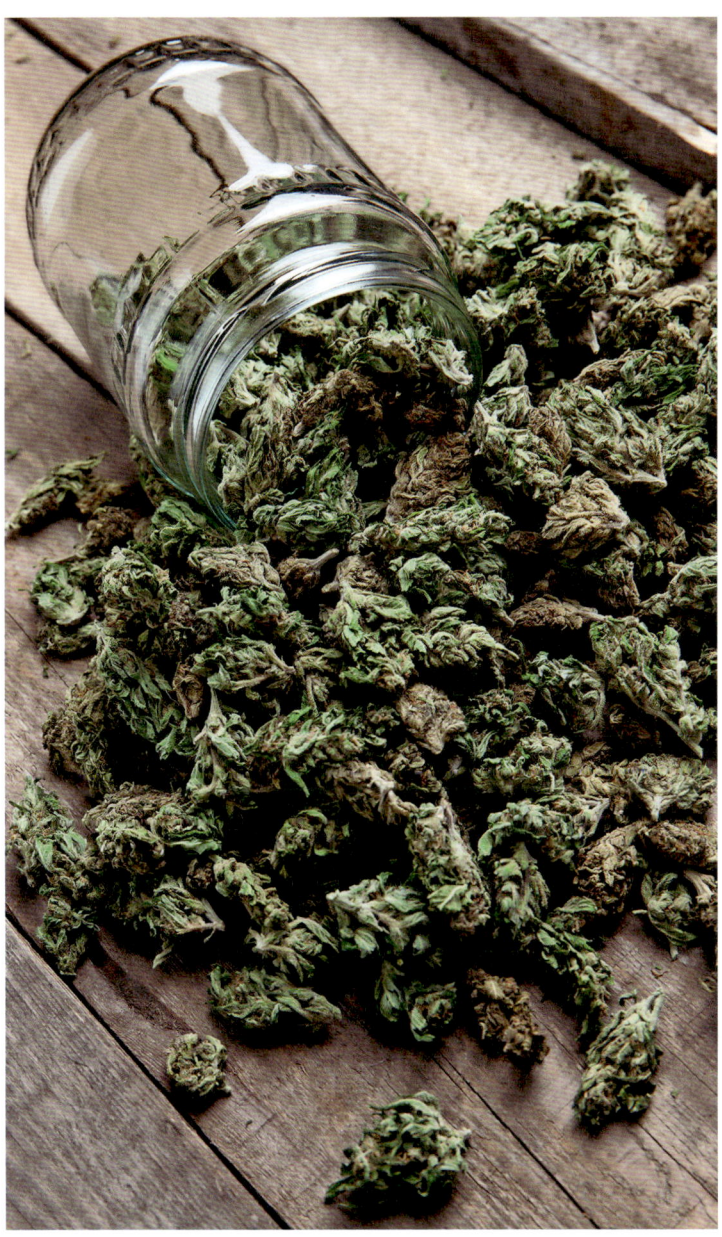

Cannabis vom Schwarzmarkt wird nicht kontrolliert und kann gesundheitsschädigende Substanzen enthalten.

Couch-lock-Phänomen – stoned sein   Vor allem bei Cannabis-Sorten vom Indica-Typ kann es zum sogenannten Couch-lock-Phänomen kommen. Ausgelöst wird dieses Phänomen wahrscheinlich durch das Zusammenspiel von THC und dem Terpen (einem Pflanzeninhaltsstoff, später mehr dazu) Myrcen. Durch eine starke Muskelentspannung fühlt sich der Betroffene für eine Zeitlang wie gelähmt, ist lethargisch und hat wenig Lust auf Interaktionen. Aus dem Englischen wird dieser Zustand auch als „stoned sein" beschrieben.

> **!**
>
> Das Zusammenspiel von THC und Myrcen kann zu einem Couch-lock-Phänomen führen.

Viele Cannabis-Nutzer provozieren diesen Zustand. Sie essen vor dem Cannabis-Genuss eine Mango, die ebenfalls Myrcen enthält: Das Myrcen der Mango verstärkt den muskelentspannenden Effekt von THC. Sie schließen dann die Augen, geben sich der Entspannung hin und lassen sich von ihrem Geist unterhalten. Bei der medizinischen Anwendung von Cannabis tritt dieses Phänomen jedoch selten auf. Wenn es nach dem Inhalieren mit einem Vaporizer auftritt, sollte die Verdampfungstemperatur bei der nächsten Anwendung auf ca. 180 °C gesenkt werden.

Wer diesen Zustand als unangenehm empfindet, kann versuchen, seinem Körper mit Kaffee, koffeinhaltigen Getränken, Bewegung, frischer Luft oder kaltem Wasser Schwung zu geben. Auch das Konsumieren von zuckerhaltigen Speisen oder Getränken kann hilfreich sein.

In Wilhelm Buschs Geschichte „Krischan mit der Piepe" erlebt der kleine Krischan einen unangenehmen Rausch. Er hatte die Hanfpfeife seines Vaters geraucht. Erst starker Kaffee erlöste ihn. Was wir daraus lernen? Jegliches THC muss außerhalb der Reichweite von Kindern aufbewahrt werden, und Koffein kann bei Überdosierung helfen.

High sein   Cannabis kann nicht nur „stoned", sondern auch „high" machen. Im Gegensatz zum Stoned-Sein führt das High-Gefühl zu einem Aktivitätsdrang. Der Betroffene fühlt sich energetisch aufgeladen. Typischerweise wird dieser Zustand von Euphorie, Redseligkeit und Optimismus begleitet. Die Sinne sind geschärft, was zum Beispiel Essen zu einem besonders genussvollen Erlebnis machen kann. Die Fantasie wird angeregt, die eigene Gedankenwelt kann die Grenzen des Alltags verlassen.

Bei sehr hohen Dosierungen kann die frei werdende Energie während eines High-Gefühls vorübergehend zu sogenannten Pseudohalluzinationen führen. Pseudohalluzinationen werden im Unterschied zu echten Halluzinationen als nicht real erlebt.

Die high-machende Wirkung von THC kann durch CBD (Cannabidiol, siehe weiter unten) abgemildert werden.

Ob eine Cannabis-Sorte eher high oder stoned macht, hängt von ihrer Genetik ab: Cannabis vom Sativa-Typ verfügt tendenziell eher über eine anregende, high-machende, Cannabis vom Indica-Typ eher über eine entspannende Wirkung.

> **!**
>
> Die psychoaktive Wirkung von THC kann durch CBD abgemildert werden.

Indica oder Sativa: Was ist der Unterschied?

Weltweit gibt es über 200 verschiedene Cannabis-Sorten, die medizinisch genutzt werden können. Dabei handelt es sich um Züchtungen aus zwei Ursprungsarten: Eine Ursprungsart ist das Cannabis vom Indica-Typ, das vor allem im zentralasiatischen Raum anzutreffen ist. Die andere ist das Cannabis vom Sativa-Typ, das vor allem in Ländern am Äquator gedeiht. Für Patienten kann es interessant sein zu wissen, wie hoch der Anteil an Sativa- oder Indica-Genetik im medizinischen Cannabis ist. Sativa-dominierte Sorten zeichnen sich meist durch einen hohen THC-Gehalt aus, der stark zur Geltung kommt. Sie wirken daher anregend, steigern Appetit, Kreativität und Aktivität.

In Indica-dominierten Sorten kommt THC meist in etwas geringerer Dosierung vor und wird durch nennenswerte CBD-Gehalte in seiner Wirkung beeinflusst. Sie wirken eher entspannend und beruhigend.

Der Sativa-Typ (links) wirkt eher anregend, der Indica-Typ (rechts) beruhigend.

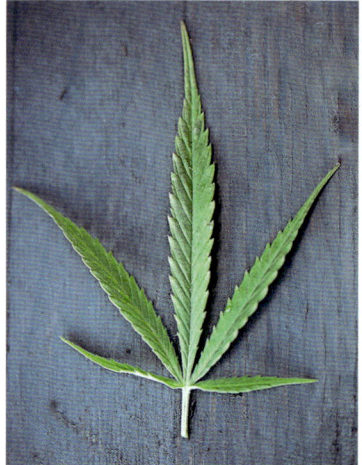 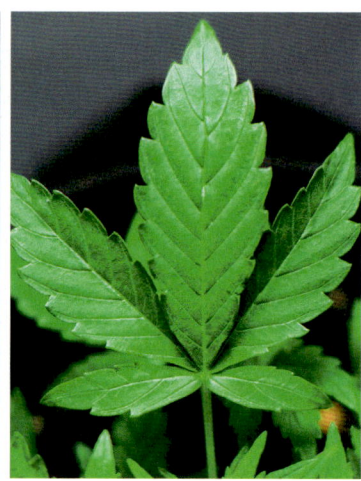

> ⚠
>
> THC kann vorübergehend die Leistung des Kurzzeitgedächtnisses einschränken.

Vergesslichkeit und Konzentrationsprobleme Cannabis-Konsum kann vergesslich und unkonzentriert machen. THC beeinflusst nämlich vorübergehend die Leistung des Kurzzeitgedächtnisses. Die Ursache hierfür liegt in der Interaktion von THC mit CB1-Rezeptoren im Gehirn, die zu einer Abnahme des Neurotransmitters GABA führt. Eine kurzzeitige Einschränkung des Kurzzeitgedächtnisses kann störend und vor allem für Patienten mit Schizophrenie oder Demenz unangenehm sein.

Zwei Substanzen können die geistige Beeinträchtigung durch THC schmälern: CBD und das Terpen Pinen: Der Pflanzeninhaltsstoff Pinen stärkt über eine Hemmung des Enzyms Acetylcholinesterase das Kurzzeitgedächtnis. Negative Auswirkungen von THC können damit vermieden oder geschwächt werden.

Der griechische Bergtee ist reich an Pinen. Überbrühen Sie einen Esslöffel Bergtee mit einem Viertelliter siedendem Wasser und lassen Sie den Tee vor dem Genuss zugedeckt 15 Minuten lang ziehen.

Ängste und Panikattacken   Cannabis wird oft wegen seiner angstlösenden Wirkung konsumiert. Sein THC kann aber auch Ängste und Panikattacken auslösen, insbesondere bei hohen Dosierungen oder zu Therapiebeginn. Besonders Panikattacken sind sehr unangenehm. Der Betroffene kann das Gefühl haben, in Lebensgefahr zu sein. Gleich mal zur Beruhigung: Beklemmende körperliche Symptome wie Herzrasen, Schweißausbrüche, Atemschwierigkeiten werden nicht durch das Cannabis, sondern durch die Angst hervorgerufen. Es ist unmöglich, an einer Cannabis-Überdosierung zu sterben.

> **!**
>
> Cannabis wirkt angstlösend, kann aber auch Ängste und Panik auslösen.

Schaffen Sie eine ruhige Atmosphäre, in der Sie sich wohlfühlen. Angenehme Musik, ein schmackhaftes, alkoholfreies Getränk und etwas Leckeres zum Essen beruhigen das überreizte Nervensystem. Besonders hilfreich ist jemand, mit dem sie reden können.

Wer an Ängsten leidet, atmet meist falsch, was die Ängste wiederum verstärkt. Besonders langsames und intensives Ein- und Ausatmen kann hilfreich sein. Versuchen Sie, nicht häufiger als sechsmal in der Minute Luft zu holen. Atmen Sie durch die Nase ein und bremsen Sie beim Ausatmen durch den Mund die Luft, indem Sie die Lippen nur einen kleinen Spalt öffnen. Werfen Sie auch einen Blick in den Abschnitt „Ängste" bei den Anwendungsmöglichkeiten (siehe S. 86). Dort zeigen wir Ihnen, wie CBD und das Terpen Linalool Ängste eindämmen.

Trockenheit in Mund und Rachenraum   Überall, wo wir im Körper Cannabinoid-Rezeptoren finden, sind Wirkungen durch THC möglich. Auch die Speicheldrüsen im Mundraum sind mit solchen Rezeptoren ausgestattet. THC kann damit die Speichelproduktion beeinflussen. Meist führt dies dazu, dass weniger Speichel gebildet wird. Der Mund- und Rachenraum kann sich dann unangenehm trocken anfühlen und schmerzen.

> **!**
>
> THC beeinflusst die Tätigkeit der Speicheldrüsen.

Kaugummis und Bonbons sind meist hilfreich, um die Speichelproduktion anzuregen. Auch Heilpflanzen mit Schleimstoffen sind bei mangelnder Speichelproduktion hilfreich. Die Schleimstoffe speichern Feuchtigkeit und bilden einen schützenden Film auf der Schleimhaut.

Bekannte schleimstoffhaltige Heilpflanzen sind der Eibisch und das Isländische Moos. Aus der Eibischwurzel kann ein Tee für Mundspülungen zubereitet werden. Übergießen Sie hierfür einen Esslöffel Eibischwurzel mit 150 ml kaltem Wasser und lassen Sie die Mischung unter mehrmaligem Rühren zwei Stunden stehen. Alternativ sind Pastillen mit Isländisch Moos (zum Beispiel *isla med hydro+*) empfehlenswert.

Trockene und rote Augen   THC erweitert die Blutgefäße der Augen, die dadurch gerötet erscheinen können. Zusätzlich können die Augen weniger befeuchtet werden. Dies führt zu Reizungen der Bindehaut. Eine ausreichende Trinkmenge kann dieses Phänomen abmildern. Befeuchtende Augentropfen sind eine gute Option bei wiederkehrenden oder anhaltenden Beschwerden. Bei trockenen und gereizten Augen haben sich die *Chelidonium comp. Augentropfen* der Firma Wala bewährt, die die Heilpflanze Schöllkraut enthalten.

Heißhunger-Attacken   Über eine Interaktion mit spezifischen Gehirnzellen regt THC den Appetit an. Dabei kommt es auf die Dosis an. Niedrige Mengen THC machen Appetit, größere Mengen haben eher den gegenteiligen Effekt.

Heißhunger-Attacken treten meist nur zu Beginn einer Cannabis-Therapie auf und können intensiv sein. Der Betroffene kann das Gefühl haben, den auftretenden Hunger nur schwer stillen zu können. Wer aufgrund einer Erkrankung an Appetitlosigkeit oder Abmagerung leidet, kann beherzt zuschlagen. THC sorgt nicht nur für ein verstärktes Hungergefühl, sondern auch für ein intensiveres Geschmackserlebnis.

Alle anderen sollten sich das Essen ebenfalls nicht verbieten. Wer regelmäßig an Heißhunger-Attacken leidet, sollte den Griff zu ungesundem Junkfood meiden. Decken Sie sich mit gesunden Leckereien wie Obst, Trockenfrüchten oder Nüssen ein. Das Kochen unter THC-Einfluss kann übrigens ein großes Vergnügen sein. Schließlich sorgt THC für mehr Kreativität und intensive Sinneswahrnehmungen.

Macht Cannabis eigentlich dick? Mit dieser Frage beschäftigte sich eine 2011 veröffentlichte amerikanische Studie. Ihr überraschendes Ergebnis: Cannabis-Konsumenten leiden seltener an Übergewicht als der Rest der Bevölkerung. Wirkstoffe aus dem Cannabis wie CBD können sogar bei der Gewichtsreduzierung hilfreich sein. Mehr dazu im Abschnitt „Übergewicht/Adipositas" auf S. 139.

> **!**
> Cannabis-Konsumenten leiden seltener an Übergewicht als der Rest der Bevölkerung.

Kreislaufprobleme   THC kann das Herz-Kreislauf-System beeinflussen. Bei niedrigem Blutdruck, Schwindel und schwachem Kreislauf sind koffeinhaltige Getränke und das pflanzliche Mittel *Diacard* hilfreich. Letzteres vereint die anregende Wirkung von Kampfer und der Heilpflanzen Weißdorn, Kaktusblüte und Baldrian.

Bei Herzklopfen können CBD und beruhigende Heilpflanzen wie Lavendel, Passionsblume oder Herzgespann hilfreich sein. Lavendel und Passionsblume können in Form von Extrakten (*Lasea* beziehungsweise *Passidon*) eingenommen werden.

Motivationsprobleme   Der Konsum von THC kann zu einer kurzfristigen Abnahme von Antrieb und Motivation führen. Einer 2016 veröffentlichten englischen Studie zufolge tritt dieses Phänomen vor allem bei CBD-armen Cannabissorten auf. Deutlich geringer sei diese Nebenwirkung bei CBD-reichen Cannabissorten. Wer sich demotiviert und antriebslos fühlt, kann zusammen mit seinen Ärzten also einen Wechsel zu CBD-reicherem

Cannabis überlegen oder zusätzlich CBD einnehmen. Dessen stimmungsaufhellenden Effekte lassen sich durch das Terpen Limonen steigern. Darüber berichten wir im Abschnitt „Depressionen/depressive Verstimmung".

Cannabidiol (CBD): rezeptfrei und nicht psychoaktiv

Wäre Cannabis eine Rockband und THC der singende Bandleader, so wäre CBD wohl der E-Bassist. Der charismatische Bandleader THC schlägt schon mal gern über die Stränge. Der E-Bassist CBD gleicht dies durch seine besonnene und ruhige Art aus. Im Unterschied zu THC ist CBD nicht psychoaktiv, und bei seiner Anwendung kommt es zu keinem Toleranzeffekt. Dies liegt daran, dass CBD im Gegensatz zu THC nicht direkt an Cannabinoid-Rezeptoren andockt. CBD moduliert vielmehr deren Aktivität und die Aktivität von Endocannabinoiden und anderen Cannabinoiden.

CBD wird vor allem aufgrund seiner entzündungshemmenden, antiepileptischen, antidepressiven, antipsychotischen, angstlösenden, entspannenden und schlaffördernden Effekte geschätzt. In jüngster Zeit sind auch seine Anti-Aging-Eigenschaften von großem Interesse. Seine Interaktionen im menschlichen Körper sind höchst komplex, es beeinflusst über 60 verschiedene Substanzen oder Signalwege in unserem Körper.

Therapie mit CBD – das sollten Sie beachten

!

WHO: CBD ist sicher und hat keine negativen Nebenwirkungen.

- CBD wird von allen Altersgruppen sehr gut vertragen. Die Weltgesundheitsorganisation WHO kam im Dezember 2017 zum Schluss, dass die Anwendung von CBD mit keinen negativen Nebenwirkungen einhergeht. Die amerikanische Behörde für Lebens- und Arzneimittel (FDA) widerspricht dem in einer Stellungnahme vom November 2019 zum Teil. So können bei hohen Dosierungen Reizbarkeit, Unruhe, Verdauungsbeschwerden und Müdigkeit auftreten. Auftretende Müdigkeit könne zudem durch Alkohol verstärkt werden.

- Während der Schwangerschaft sollte CBD nur nach Rücksprache mit einem Arzt eingenommen werden. CBD kann die normale Schutzfunktion der Plazenta ungünstig beeinflussen.

- Wer an grünem Star (Glaukom) oder Leberschäden leidet, sollte CBD erst nach ärztlichem Einverständnis einnehmen. CBD steht nämlich in Verdacht, den Augeninnendruck zu erhöhen und sich – in sehr hohen Dosierungen – negativ auf bestehenden Leberschaden auszuwirken.

- Wer CBD einnehmen möchte, dem stehen frei verkäufliche CBD-Öle und CBD-haltige Tees zur Auswahl. Diese werden aus dem sogenannten Nutzhanf gewonnen. Leider entspricht eine Vielzahl der entsprechenden Produkte nicht den Qualitätsstandards. Manche enthalten zum Beispiel weniger CBD als angegeben, manche überschreiten den Grenzwert von THC. Im Anhang finden Sie ein paar Empfehlungen.

Das ist Nutzhanf

Wenn wir in diesem Buch von Cannabis sprechen, meinen wir stets Hanfpflanzen mit nennenswertem THC-Gehalt. Daneben benutzen wir für spezielle Hanfsorten den Begriff „Nutzhanf". Nutzhanf wird vor allem für die Gewinnung von Hanffasern und Lebensmitteln angebaut. Im Unterschied zu Cannabis hat Nutzhanf einen sehr geringen THC-Gehalt von unter 0,2 Prozent.

In den letzten Jahren bauen immer mehr Landwirte Nutzhanf an. Seine Blätter und Blüten werden zur Herstellung von CBD-Ölen oder CBD-haltigen Nutzhanftees genutzt. Diese Produkte unterliegen aufgrund ihres niedrigen THC-Gehalts nicht dem Betäubungsmittelgesetz. Sie können ohne ärztliches Rezept gekauft werden.

- Von den CBD-Ölen sollten generell sogenannte Ganzextrakte bevorzugt werden, die auch Terpene enthalten. Dann wird die Wirkung von CBD durch den sogenannten Entourage-Effekt verstärkt (siehe S. 63). THC-freie CBD-Öle sind hingegen bei der Anwendung bei Kindern sowie bei einzelnen Indikationen (wir weisen im zweiten Teil des Buches darauf hin) empfehlenswert.

- Neben den frei verkäuflichen existieren auch rezeptpflichtige CBD-Produkte. Dazu zählen unter anderem CBD-reiche Cannabis-Sorten und die sogenannte ölige Cannabidiol-Lösung, die Apotheken gemäß der Vorschrift NRF 22 herstellen. Rezeptpflichtige CBD-Produkte sind nur in Apotheken erhältlich, deren Kosten können durch die Krankenkassen übernommen werden. Unserer Erfahrung nach beteiligen sich die Krankenkassen besonders dann an den Kosten, wenn bereits eine Kostenübernahme für Cannabis vorliegt. Aktuelle Informationen zur Verschreibung von CBD als Rezept finden Sie auf unserer Website www.naturheilkunde-krebs.de im Beitrag „Kostenübernahme von CBD durch die Krankenkasse".

- CBD kann in hohen Dosen den Appetit hemmen. Dies sollten besonders schwer kranke Personen, die an Untergewicht oder Auszehrung leiden, beachten.

- CBD beeinflusst diverse Enzyme, die Medikamente abbauen, dazu zählen die Enyme CYP2C9, CYP2C19, CYP3A4 und CYP2D6. Dies kann dazu führen, dass Medikamente stärker wirken als beabsichtigt oder gewohnt. Davon betroffen sind unter anderem die Säurehemmer *Pantoprazol* und *Omneprazol*, der Gerinnungshemmer *Warfarin*, das Schmerzmittel *Diclofenac* und die Neuroleptika *Risperidon* und *Clobazam*. Wer eines oder mehrere der aufgeführten Medikamente einnimmt, sollte vor der Anwendung von CBD Rücksprache mit seinem Arzt halten. Wer andere Medikamente einnimmt, weist seine Ärzte auf die oben erwähnten Enzyme hin. Auf www.naturheilkunde-krebs.de finden Sie im Beitrag „Gegenanzeigen, Wechsel- und Nebenwirkungen von Cannabidiol (CBD)" eine regelmäßig aktualisierte Liste mit relevanten Wechselwirkungen von CBD.

- Der optimale Einnahmezeitpunkt für CBD-Produkte ist nach dem Essen. Fettsäuren aus dem Essen sorgen dafür, dass mehr CBD im Verdauungstrakt aufgenommen wird. Am besten eignet sich also eine fettreiche Mahlzeit für die Einnahme – in einer Studie wurde CBD nach einem gehaltvollen Frühstück eingenommen. Die Menge an aufgenommenem CBD wurde dabei vervielfacht.

- Mithilfe von Transportbläschen, sogenannten Liposomen, kann die Aufnahme von CBD gesteigert werden. CBD-Öle und CBD-Cremes mit liposomalen Rezepturen sollen daher viermal stärker wirken als Produkte ohne Liposomen.

- So werden CBD-Öle eingenommen: Schütteln Sie das Öl vor dem Gebrauch und geben Sie die empfohlene Menge mit der Pipette unter die Zunge. Dort sollte das CBD-Öl eine Minute verweilen, bevor Sie es schlucken.

- Wer CBD-Produkte einnimmt, braucht einen Drogentest nicht zu fürchten. Denn dabei wird nach THC, und nicht nach CBD gescreent. Werden CBD-Produkte jedoch deutlich über der empfohlenen Tagesdosis des Herstellers eingenommen, ist ein positives Ergebnis beim Drogentest theoretisch möglich. Denn die meisten CBD-Produkte einhalten THC in Spuren.

CBD richtig dosieren

Ähnlich wie bei THC kann die gleiche Dosis CBD bei verschiedenen Menschen unterschiedliche Wirkungen hervorrufen. Sofern vom Arzt nicht anders verordnet, können Sie also selbst die Dosierung finden, die für Sie wirksam ist. Üblicherweise werden Tagesdosen von 20 mg CBD als kleine, Tagesdosen über 200 mg als

> **!**
> Kleine Dosierungen können schon erfolgreich sein, wenn CBD gleichzeitig mit entsprechenden Terpenen eingenommen wird.

große Dosierung verstanden. Hohe Tagesdosen sind sehr kostspielig und unserer Erfahrung nach nur in Ausnahmefällen wirklich nötig. Kleine Dosierungen können schon erfolgreich sein, wenn CBD gleichzeitig mit entsprechenden Terpenen eingenommen wird. Terpene sind Pflanzeninhaltsstoffe, welche die Wirkung von CBD steigern können.

Am besten ermittelt der Anwender die passende Dosierung selbst. Beginnen Sie mit kleinen Tagesdosen und erhöhen diese schrittweise, bis sich der gewünschte Effekt einstellt. Die Einnahmeempfehlungen der Hersteller von CBD-Produkten sind hierbei zu beachten, diese sollten nur nach ärztlicher Rücksprache überschritten werden.

Scharfes CBD-Speiseöl selbst herstellen

Viele Nutzer nehmen Cannabinoide gerne zusammen mit dem Essen ein. Mit einem selbstgemachten CBD-Speiseöl reichern Sie Ihre Gerichte mit CBD an. Für die Herstellung erhitzen Sie einen Liter Olivenöl, zwei bis fünf Chilis und 100 g Nutzhanf-Blüten eineinhalb Stunden lang im Wasserbad. Das Wasser im Wasserbad sollte leicht köcheln. Seihen Sie das Öl im Anschluss ab. Hierfür eignen sich Kaffeefilter. Ist das Öl abgekühlt, gießen Sie es mithilfe eines Trichters in eine Braunglasflasche und lagern es bei Zimmertemperatur.

Das scharfe CBD-Speiseöl eignet sich zum Nachwürzen von Speisen und zur Herstellung von pikanten Gebäcken und Salatsoßen. Empfohlene Dosierung: 1 TL CBD-Speiseöl pro Portion.

Wer die stresslindernden und stimmungsaufhellenden Effekte von CBD steigern will, würzt das CBD-Speiseöl mit Zitronenschalen. Diese enthalten das Terpen Limonen, das die Wirkungen von CBD verstärkt. Geben Sie ungefähr 30 g getrocknete Zitronenschalen während der letzten halben Stunde des Wasserbads zu den Nutzhanf-Blüten.

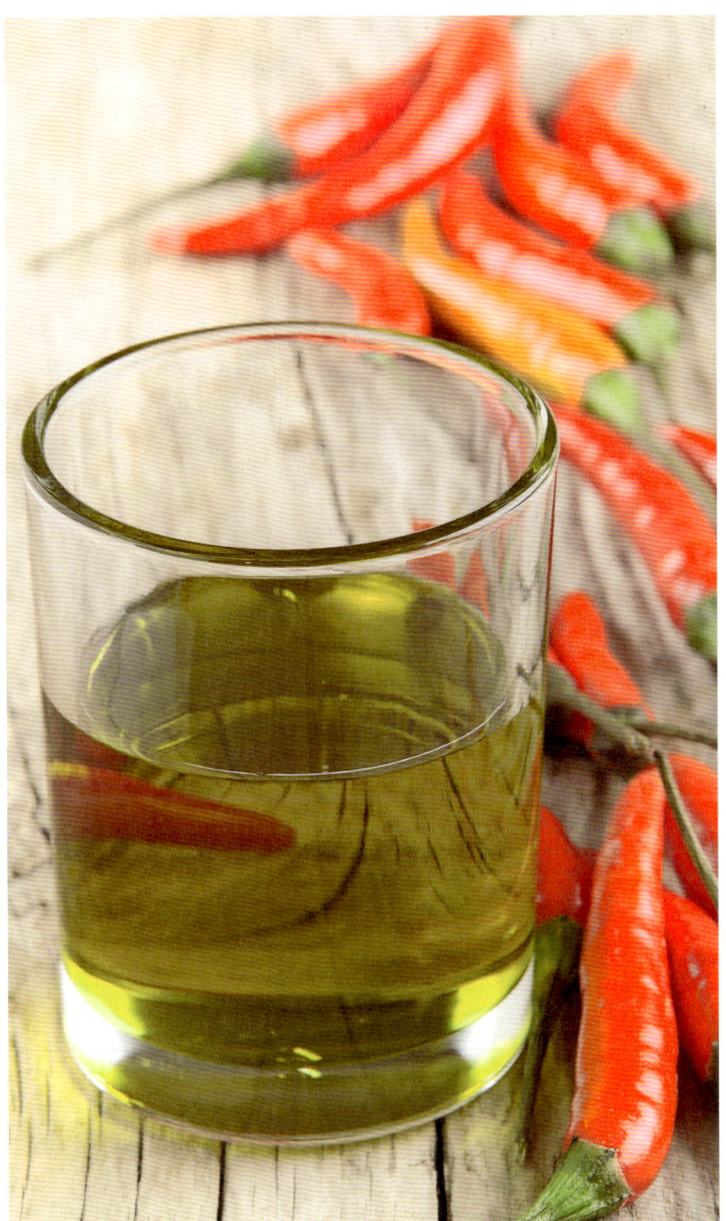

Scharfes CBD-Speise-
öl können Sie ganz
leicht selbst herstel-
len.

Darreichungsformen von CBD

Als frei verkäufliche CBD-Produkte sind besonders CBD-Öle und CBD-haltige Nutzhanftees beliebt. Für die Herstellung von CBD-Ölen werden die Inhaltsstoffe von Nutzhanf entweder mittels Kohlendioxid oder mithilfe von Ölen extrahiert. Die besten Erfahrungen haben wir in der Praxis mit CBD-Ölen gemacht, die neben CBD auch weitere Cannabinoide, Terpene und Flavonoide enthalten. Die natürliche Vielfalt der Inhaltsstoffe des Hanfs fördert die Aufnahme und Wirkung (Entourage-Effekt, siehe unten) von CBD. Auch auf die Qualität der CBD-Öle sollte geachtet werden. Vertrauenswert sind Hersteller, die ihre Produkte in Bio-Qualität anbieten und in Laboren regelmäßig prüfen lassen.

Tees aus Nutzhanf sind eine gute Alternative oder Ergänzung zu CBD-Ölen. Nutzhanftees werden in unterschiedlicher Zusammensetzung angeboten. Je nach Erntezeitpunkt enthalten Nutzhanftees Blätter oder Blüten oder beides. Ein Tee aus Blättern eignet sich unserer Erfahrung nach sehr gut als Tee für den Alltag: Ein bis zwei Teelöffel Blätter werden mit einem Viertelliter Liter siedendem Wasser überbrüht und zugedeckt ziehen gelassen. Mit einer kurzen Ziehzeit von sechs Minuten wirkt der Tee als Muntermacher, nach einer längeren Ziehzeit fördert er die Entspannung. Die Zugabe von etwas Fetthaltigem wie Kokosfett oder Milch (Kuh-, Hanf-, Soja- oder Mandelmilch) erleichtert die Aufnahme von CBD.

!

Vor dem Trinken von Nutzhanftees etwas Fett hinzufügen. Dies erleichtert die Aufnahme von CBD.

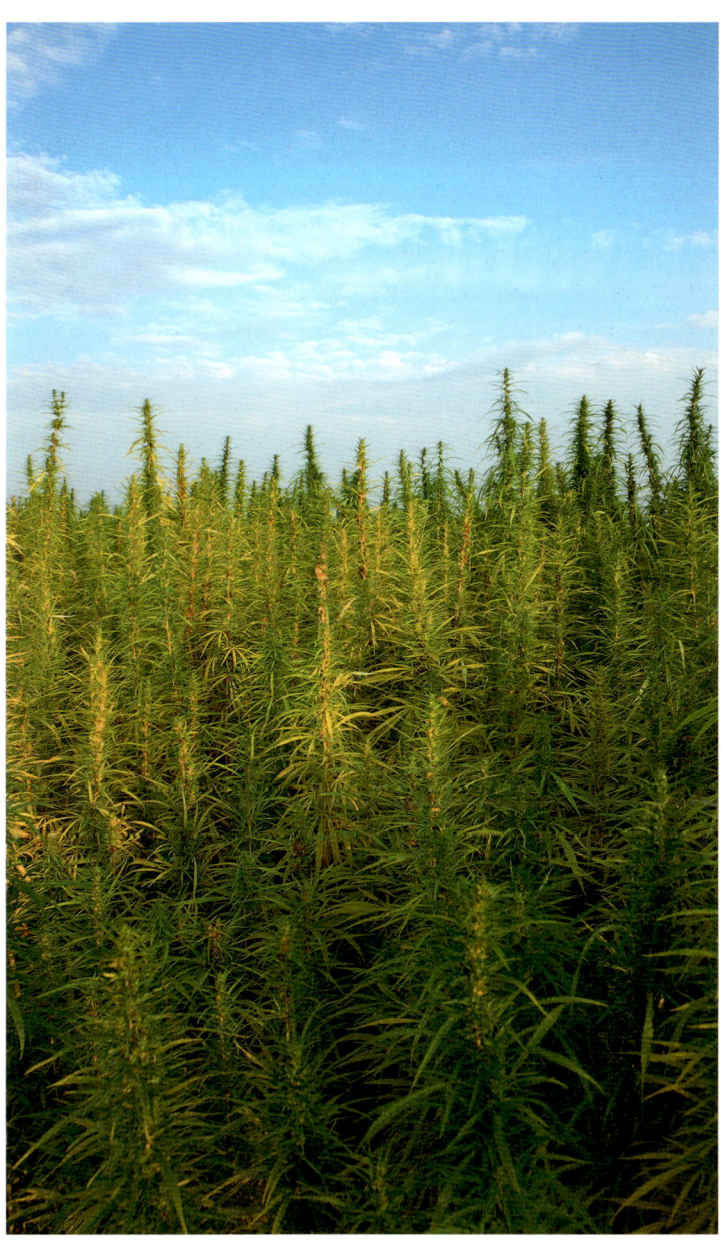

Frei verkäufliche CBD-Produkte werden aus Nutzhanf hergestellt.

Hanfmilch – die gesunde Alternative selbst herstellen
Hanfmilch ist ein angesagter pflanzlicher Milchersatz. Sie ist frei von Laktose, Milcheiweiß, Soja, Cholesterin und Gluten und liefert wertvolle Nährstoffe wie Omega-3-Fettsäuren, Kalzium und Magnesium. Hanfmilch wird auch von Allergikern sehr gut vertragen. Aufgrund ihrer verschiedenen Fettsäuren ist Hanfmilch eine ideale Zugabe zum Tee aus Cannabis oder Nutzhanf. Die Fettsäuren verbessern die Aufnahme der Cannabinoide.

Hanfmilch kann im Handel erworben oder ohne viel Aufwand selbst hergestellt werden. Um einen halben Liter Hanfmilch zu erhalten, geben Sie 200 ml Wasser, 5 EL geschälte Hanfsamen und eine Prise Salz in den Mixer, bis Sie eine cremige Flüssigkeit erhalten. Gießen Sie diese durch ein feines Sieb und füllen Sie sie mit 300 ml frischem Wasser auf. Fertig ist die Hanfmilch! Im Kühlschrank ist sie nun drei Tage lang haltbar. Wer möchte, kann seiner Hanfmilch einen individuellen Geschmack verleihen. So können zum Beispiel Datteln, Honig, Zimt oder Vanille in den Mixer dazugegeben werden.

Deutlich mehr CBD als in Tees aus Nutzhanf-Blättern finden sich in gemischten oder reinen Nutzhanf-Blütentees. Auch sie können wie der reine Blättertee zubereitet werden (siehe oben). Manche Anbieter von Nutzhanf-Blütentees geben auch an, von welcher Nutzhanfsorte die Blüten stammen. Das ist für die Anwendung interessant. Denn jede Sorte hat ein anderes Terpenprofil, was über den Entourage-Effekt die Wirkung von CBD beeinflusst. Bei manchen Heilanzeigen kann dies eine Rolle spielen, bei manchen Anwendungsempfehlung werden wir eine Empfehlung für eine spezielle Sorte aussprechen. Empfehlenswerte Anbieter von Nutzhanf-Blütentees finden Sie im Anhang.

CBD als Lifestyle-Mittel

Wie wir noch sehen werden, kann CBD bei einer Reihe von Erkrankungen und Beschwerden hilfreich sein. Doch CBD muss nicht immer therapeutisch eingesetzt werden. Die meisten Anwendungen erfolgen heute nicht als medizinische Behandlung, sondern zur allgemeinen Verbesserung der Leistungsfähigkeit und Erhöhung der Lebensqualität. Ist das sinnvoll?

Wir leben in einer anspruchsvollen Zeit. Die Belastungen wachsen, sei es nun in der Arbeitswelt oder schon während der Ausbildung. Nicht nur andere verlangen von uns immer mehr, als wir leisten können. Wir selbst überfordern uns, selbst in der Freizeit beim Sport oder durch einen übermäßigen Konsum an digitalen Medien. Das alles hat seinen Preis. In der Praxis beobachten wir vermehrt die Folgen von chronischem Stress und andauernder Überforderung – immer mehr Menschen klagen über ein diffuses Unwohlsein. Dies ist meist eine Mischung aus fehlender Energie und gedrückter Stimmung; Ängstlichkeit und Ruhelosigkeit können zusätzlich auftreten. Diese Beschwerden sind oft nicht deutlich genug, um klinisch relevant zu sein, aber stark genug, um die Lebensqualität zu beeinträchtigen. In diesen Fällen kann CBD unserer Meinung nach hilfreich sein. Es kann vor chronischem Stress schützen und gegen ängstliche oder gereizte Grundstimmung wirken.

> **!**
>
> CBD kann auch die Lebensqualität von Gesunden entscheidend bessern.

Über eine Interaktion mit dem Endocannabinoid-System steigert CBD zusätzlich unser Wohlbefinden. Das ist keine Kleinigkeit. Wer sich gut fühlt, nimmt die Welt um sich herum anders war. Er sieht eher Möglichkeiten statt Schwierigkeiten, ist offen für die kleinen schönen Dinge des Alltags. Die Umwelt ist weniger erdrückend, plötzlich ist da mehr Raum, um sich zu entfalten. Wer sich gut fühlt, nimmt seine Welt nicht nur anders war, er gestaltet sie auch, wie Studien zeigen. Er verändert, packt an und bemüht sich aktiv um positive Veränderungen. Dadurch profitieren auch andere. So kann die gute Laune und positive

Energie eines Einzelnen schon viel bewirken. CBD ist nicht der einzige Weg, um unser Wohlbefinden zu stärken – und in vielen Fällen mag es nicht ausreichend sein. Es ist aber meist einen Versuch wert, dafür sprechen seine gute Verträglichkeit und seine vielfältigen Wirkungen.

CBD für Haustiere

Immer mehr Haustierbesitzer verabreichen ihren Tieren CBD, allen voran den Hunden und Katzen. Häufige Gründe dafür sind rheumatische Erkrankungen, Krampfanfälle oder Krebserkrankungen. Viele Anwender berichten von positiven Ergebnissen, so dass die Thematik nun auch für Wissenschaftler und entsprechende Studien interessant wird. Im Juli 2018 veröffentlichte die Zeitschrift Frontiers in Veterinary Science die erste klinische Studie, die den Effekt von CBD bei Hunden mit entzündlichen Gelenkerkrankungen (Arthritis) untersuchte. Die Ergebnisse waren sehr vielversprechend. Bei über 80 Prozent der Hunde verbesserten sich Schmerz und Beweglichkeit.

Leider sind vergleichbare Studien selten, weshalb viele Tierärzte von der Therapie mit CBD-Produkten abraten. Das hat auch damit zu tun, dass etwaige Nebenwirkungen nicht bekannt sind, dies gilt insbesondere für THC.

Unser Rat: Wer CBD-Produkte bei seinen Haustieren einsetzen möchte, bespricht das am besten mit den Tierärzten. Grundsätzlich sollten THC-freie CBD-Produkte bevorzugt werden.

Weitere Cannabinoide und Flavonoide

Wäre Cannabis eine Rockband, THC der Bandleader und CBD der E-Bassist, müssten wir uns fragen, was denn die ganzen anderen Cannabinoide auf der Bühne zu tun haben. Schließlich wirbeln beim Auftritt der Rockband noch weitere 100 Cannabinoide und zahlreiche bunte Flavonoide herum. Sie sind auf jeden Fall nicht belanglos: Manch einer unterstützt den Bassisten am Schlagzeug, ein anderer singt im Duett mit THC, und viele widmen sich im Hintergrund dem Begleitgesang oder dem Tanz. Viele der 100 Cannabinoide und Flavonoide haben medizinische Eigenschaften und können die Wirkung von CBD und THC beeinflussen.

Cannabigerol (CBG)

Ähnlich wie CBD wirkt CBG nicht psychoaktiv. Seine Anwendung unterliegt demnach keinen Einschränkungen.

> **!**
> Cannabigerol: antidepressiv, schmerzstillend, entzündungshemmend, appetitanregend und angstlösend.

Aufgrund bisheriger Forschungsergebnisse wissen wir, dass CBG antidepressiv, schmerzstillend, entzündungshemmend, appetitanregend und angstlösend wirkt. Für Psoriasis-Patienten könnte CBG besonders interessant sein. Ähnlich wie THC und CBD hemmt CBG die Aktivität der hornhautbildenden Zellen. Dies kann mit einer Entschleunigung des gesteigerten Hautwachstums einhergehen.

- CBG wirkt neuroprotektiv, das heißt, es übt eine Schutzwirkung auf Nervenzellen und -fasern aus. In Zukunft wird es vielleicht bei den sogenannten neurodegenerativen Erkrankungen eine Rolle spielen, bei denen es zum Verlust von Nervengewebe kommt. Dazu zählen unter anderem Alzheimer, Parkinson und Multiple Sklerose.
- CBG wirkt antibakteriell und könnte bei der Behandlung antibiotikaresistenter Bakterien eine Rolle spielen. Im Zusammenspiel mit den Terpenen Linalool und Limonen kann CBG deren Schutzmechanismen überwinden.

- CBG findet sich vor allem in Cannabis-indica-Sorten. Mittlerweile sind auch reine CBG-Tropfen und CBG-reicher Nutzhanftee im Handel erhältlich.

Cannabinol (CBN)

Das Cannabinoid CBN entsteht durch die Verbindung von THC und Sauerstoff. Dieser Vorgang kann während der Lagerung geschehen, weshalb lange gelagerte Cannabis-Produkte meist hohe CBN-Werte aufweisen. Dies ist nicht weiter tragisch, da auch CBN viele therapeutische Effekte aufweist. CBN hemmt Brechreiz und wirkt schmerzlindernd und beruhigend. Im Vergleich zu THC ist CBN nur schwach psychoaktiv. CBN kann bei Schmerzpatienten und bei Patienten mit Morbus Parkinson, Schlafstörungen oder Multipler Sklerose hilfreich sein.

Flavonoide

Flavonoide sind Farbstoffe. Sie schützen die Pflanze vor UV-Strahlung, ziehen Insekten an und verhindern Pflanzenkrankheiten. In Cannabis wurden 20 verschiedene Flavonoide gefunden. Diese können die Wirkung von Cannabinoiden unterstützen. Die drei bekanntesten sind Apigenin, Quercetin und Cannaflavin A.

Die bekanntesten Flavonoide und ihre Wirkung

FLAVONOID	WIRKUNG	KOMMT AUCH VOR IN
Apigenin	entzündungshemmend, angstlösend	Sellerie, Petersilie, Kamille
Quercetin	antioxidativ, antitumoral	Zwiebel, Grüntee, Rotwein, Grünkohl, Apfel
Cannaflavin A	entzündungshemmend	(nur in Cannabis)

Der Entourage-Effekt: die Wirksamkeit von Cannabinoiden steigern

Unsere Cannabis-Rockgruppe ist sehr erfolgreich. Kritiker können sich diesen Erfolg nicht ganz erklären. An den Mitgliedern, die wir bisher kennengelernt haben, kann es allein nicht liegen. Schließlich spielt noch keiner eine E-Gitarre. Natürlich könnten der Bandleader und der E-Bassist auch allein auftreten. Doch erst wenn die Terpene in die Seiten der E-Gitarre greifen, gehen die Songs unter die Haut: Sie greifen sich das für eine Rockband so wichtige Instrument

Ähnlich verhält es sich bei der Wirkung von Cannabis. Die bekannten Cannabinoide THC und CBD sind für seine medizinischen Effekte hauptverantwortlich. Doch auf welche Weise THC und CBD im Körper wirken, wird noch von einer anderen Stoffgruppe mitbestimmt: den sogenannten Terpenen. Terpene sind Pflanzeninhaltsstoffe und modifizieren die Wirkung von THC und CBD. Sie beeinflussen zum Beispiel, ob THC eher anregend oder eher schlaffördernd wirkt. Wer schon verschiedene Cannabis-Sorten ausprobiert hat, kennt diesen Effekt. Sorten, die sich hinsichtlich ihres Cannabinoid-Gehalts nicht unterscheiden, können komplett anders wirken. Die eine Sorte macht vielleicht müde und nachdenklich, die andere unternehmungslustig. Grund dafür ist das Terpen-Profil der jeweiligen Sorte, das sich aus bis zu 100 verschiedenen Terpenen zusammensetzen kann.

> **!**
>
> Terpene modifizieren die Wirkung der Cannabinoide.

Die unternehmungslustigen Terpene

Terpene sind organische Verbindungen, die von vielen Pflanzen gebildet werden. Wenn wir in diesem Buch von Terpenen sprechen, meinen wir vor allem die leichten Mono- und Sesquiterpene. Leichte Terpene sind sehr unternehmungslustig und schwer zu bändigen. Kaum haben sie dazu Gelegenheit, fliegen sie davon. Die meisten von ihnen verdampfen schon bei geringen

Temperaturen und treiben durch die Luft. Warum bilden Pflanzen solch lebhafte Verbindungen? Mono- und Sesquiterpene erfüllen verschiedene Aufgaben im Pflanzenorganismus. Unter anderem dienen sie der Kommunikation. Mit ihnen lockt die Pflanze zum Beispiel Insekten zur Bestäubung an. Potenzielle Schädlinge warnt sie mit Terpenen vor ihrer Wehrhaftigkeit. Diese Kommunikation der Pflanzen können wir auch wahrnehmen. Nicht mit dem Ohr, sondern mit der Nase, leichte Terpene duften nämlich. Sie sind die Hauptbestandteile der von Pflanzen produzierten ätherischen Öle. Wenn wir den charakteristischen Geruch einer Cannabis-Blüte wahrnehmen, sind uns deren Terpene in die Nase geflogen.

> **!**
>
> Mono- und Sesquiterpene duften und finden sich in den ätherischen Ölen von Cannabis und anderen Pflanzen.

Das Ganze – mehr als die Summe seiner Teile

Wenn unsere Cannabis-Rockband vollzählig auf der Bühne erscheint, ist das ein großer Gewinn für die Fans. Sicher, wenn der Bandleader THC mal allein auftritt, kann das auch reizvoll sein. Doch erscheint er dann irgendwie gehemmt, seine Stimme kommt nicht zur vollen Entfaltung. Ähnlich ergeht es dem E-Bassisten CBD. Seine Soloauftritte sind bei einigen Kennern zwar beliebt, doch sein volles Potenzial lernen wir dabei nicht kennen.

Dies mussten auch die Cannabis-Forscher erkennen. Der israelische Forscher Raphael Mechoulam identifizierte 1963 CBD und 1964 THC als die Hauptwirkstoffe von Cannabis. Bald darauf stellten er und andere Wissenschaftler fest, dass die Cannabinoide CBD und THC nur einen Teil der beobachteten Cannabis-Wirkung ausmachen. Andere Cannabinoide und vor allem die bis dahin unterschätzten Terpene des Cannabis beeinflussen die Wirkung von THC und CBD. Sie nannten dieses Phänomen Entourage-Effekt. Der Begriff Entourage beschreibt eine Gruppe von Personen, die jemanden üblicherweise begleiten. Könige und Kaiser reisten mit Entourage zu ihrer Unterstützung, heute hochrangige Politiker. Im Falle unserer Rockband könnten wir vom

> **!**
>
> THC und CBD machen nur einen Teil der medizinischen Cannabis-Wirkung aus.

Bandmitglieder-Effekt sprechen. Sind alle mit auf Tour, kommen THC und CBD richtig zur Geltung.

Der Entourage-Effekt: Wie Terpene und Cannabinoide die Wirkung von THC und CBD beeinflussen

Sie können ...

- die Aufnahme von THC und CBD verbessern,
- eventuelle Nebenwirkungen abschwächen,
- die Verfügbarkeit im Körper regulieren. Das Terpen Myrcen fördert zum Beispiel die Aufnahme von Cannabinoiden ins zentrale Nervensystem.
- einzelne Wirkungen verstärken,
- bakterielle Schutzmechanismen überwinden.

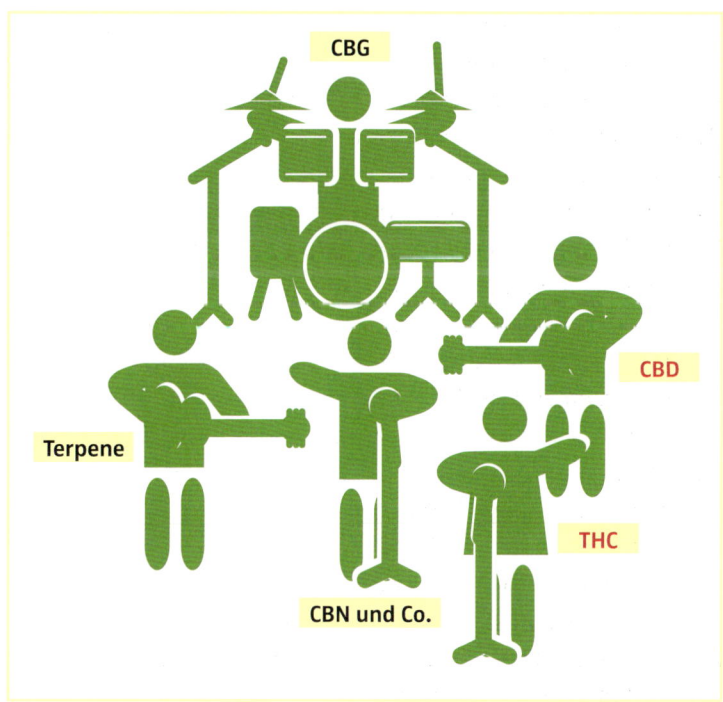

Die Cannabis-Rockband. Als Stars gelten der Bandleader THC und der Bassist CBD. Doch erst mit dem Rest der Band kommt ihre Musik richtig zur Geltung.

!

Je mehr Terpene
und Cannabinoide
aufgenommen
werden, desto
größer der Entou-
rage-Effekt.

Um die Wirkungen von THC und CBD durch den Entourage-Effekt zu steigern, kann Cannabis samt seiner Terpene als ganze Pflanze genutzt werden. Dafür gibt es verschiedene Möglichkeiten. Entweder man verwendet die getrocknete Pflanze für die therapeutische Anwendung (zum Beispiel in Form von Cannabis-Blüten), oder man greift zu Extrakten, die möglichst viele Cannabinoide und Terpene aus der Hanfpflanze enthalten.

Cannabis-Medikamente mit Entourage-Effekt

Den Entourage-Effekt machen sich mittlerweile Hersteller von Cannabis-Medikamenten zunutze. So auch GW Pharmaceuticals, der *Sativex*, das bekannteste Cannabis-Medikament, vertreibt. *Sativex* wird als Spray angeboten und mittels Sprühstößen in die Mundhöhle verabreicht. Als seine Wirksubstanzen werden meist nur die beiden Cannabinoide THC und CBD angegeben. *Sativex* ist aber ein komplexer Medikamentencocktail, für dessen Herstellung die ganze Hanfpflanze – mit all ihren Cannabinoiden und Terpenen – genutzt wird. Dafür entschied man sich nach jahrelangen Experimenten, wie der Hersteller erklärt. Ein kompletter Pflanzenextrakt zum Beispiel kann Schmerzen und Krämpfe von Multiple-Sklerose-Patienten besser reduzieren als THC oder CBD allein. Diese Beobachtungen konnte man mittlerweile auch bei anderen Erkrankungen machen.

!

Das Cannabis-Medi-
kament *Sativex*
nützt den Entou-
rage-Effekt.

Entourage-Effekte mit anderen Heilpflanzen nutzen

Pflanzliche Wirkstoffe, die die Wirkung der Cannabinoide beeinflussen können, finden sich nicht nur in Cannabis. Auch andere Pflanzen sind reich an Terpenen, die zu einem Entourage-Effekt führen können. Dies haben wir bei den jeweiligen Therapievorschlägen berücksichtigt (siehe S. 77 ff.).

Das Terpen Linalool unterstützt beispielsweise die angstlösenden Eigenschaften von CBD. Linalool findet sich unter anderem in der bekannten Heilpflanze Lavendel. Daher empfehlen wir bei

Angstzuständen neben CBD-Produkten auch die Anwendung von Lavendelöl. Linalool kann auch die schmerzstillenden Eigenschaften von CBD fördern. Bei Schmerzen, die aufgrund von Entzündungen auftreten, raten wir auch zur Anwendung von Ingwer. Sein ätherisches Öl ist ebenfalls linaloolhaltig.

Aromatherapie – die Kraft der ätherischen Öle

Der Einsatz von ätherischen Ölen als Heilmittel wird als Aromatherapie bezeichnet. Dank moderner und aussagekräftiger Studien erkennen sie mittlerweile auch Ärzte an. Im praktischen Teil unseres Buches werden wir auf Kombinationsmöglichkeiten von Cannabinoiden und entsprechenden ätherischen Ölen hinweisen.

Wir empfehlen meist die Anwendung ätherischer Öle mittels Duftlampe. Duftlampen werden mit Teelichtern oder elektrisch betrieben und kommen in geschlossenen Räumen zur Anwendung. Die Verdunstungsschale wird mit etwas Wasser gefüllt, in welches dann ätherische Öle gegeben werden. Beginnen Sie zunächst mit wenigen Tropfen ätherischen Öls, eine hohe Dosierung kann Kopfschmerzen bereiten. Sechs bis acht sind in der Regel ausreichend, um einen Raum von 20 Quadratmetern zu beduften. Wenn Sie sich im Raum aufhalten, atmen Sie die ätherischen Öle mit der Raumluft ein: Über die Schleimhaut des Atemtraktes werden sie in den Körper aufgenommen.

Sie können die Duftlampe dreimal täglich, jeweils für bis zu 90 Minuten, benutzen. Kaufen Sie hierfür qualitativ hochwertige ätherische Öle, am besten solche aus kontrolliertem biologischem Anbau (kbA) oder Wildsammlung.

Das „hopfige" Myrcen (Beta-Myrcen)

Myrcen ist ein häufig vorkommendes Terpen in Cannabis-Sorten. Nennenswerte Mengen finden wir auch in Zitronengras, Eisenkraut, Ingwer, Fenchel, Minze, Wacholder, Eukalyptus, Kardamom, Weihrauch und Hopfen. Im Hopfen ist der Anteil an Myrcen besonders hoch, es ist für den erdigen, würzigen Geruch seiner Zapfen verantwortlich.

Myrcen besitzt schlaffördernde, entzündungshemmende, muskelentspannende, schmerzstillende, antidepressive und beruhigende Eigenschaften. Im Zusammenspiel mit den Cannabinoiden THC und CBD führt Myrcen zu zahlreichen Entourage-Effekten.

!

Myrcen: beruhigend, schlaffördernd, entzündungshemmend und entspannend.

Entourage-Effekte durch Myrcen

CANNABINOID	ENTOURAGE-EFFEKT
THC, CBD	Cannabinoide gelangen besser in das zentrale Nervensystem
THC, CBD	Verstärkung der schmerzlindernden Wirkung
THC, CBD	Verstärkung der schlaffördernden Wirkung
CBD	Verstärkung der entzündungshemmenden Wirkung
THC	Verstärkung der beruhigenden Wirkung
THC	Verstärkung der muskelentspannenden Wirkung

Myrcen-haltiger Hopfen findet sich unter anderem in Bier. Durch Zugabe von ein paar Tropfen CBD-Öl wird aus einem alkoholfreien Bier ein schmackhaftes, beruhigendes und schlafförderndes Getränk.

Riecht nach Orange: Limonen

Limonen ist das in Pflanzen am häufigsten anzutreffende Monoterpen. Es riecht nach Orange und kommt in großen Mengen vor allem in Zitrusfrüchten vor. Das ätherische Öl der Orange besteht aus 90 Prozent Limonen, das der Zitrone aus 65 Prozent. Daneben findet sich Limonen auch in den ätherischen Ölen von Kümmel, Dill, Koriander, Wacholder, Grapefruit und Pomeranze. Limonen wird als Aromastoff bei der Herstellung von Nahrungsmitteln und Kosmetik und als natürliches Unkrautbekämpfungsmittel in der biologischen Landwirtschaft verwendet.

Limonen hat angstlösende und antidepressive Eigenschaften. Dies zeigte unter anderem eine Studie, die die Wirkung von ätherischen Zitrusölen bei depressiven Patienten untersuchte. Limonen wirkt auch antitumoral, antibakteriell und kann bei Reflux und Sodbrennen hilfreich sein.

!

Limonen kann bei Depressionen und Ängsten hilfreich sein.

Im Zusammenspiel mit den Cannabinoiden THC und CBD kann Limonen zu einer Reihe von Entourage-Effekten führen. Besonders interessant sind hierbei die Wirkungen auf die Psyche.

Entourage-Effekte durch Limonen

CANNABINOID	ENTOURAGE-EFFEKTE
THC, CBD	Verstärkung der antioxidativen Wirkung
THC	Verstärkung der nervenzellschützenden Eigenschaften
THC	Verstärkung der heilenden Wirkung bei Magen- und Dünndarmgeschwüren
CBD	Verstärkung der angstlösenden Wirkung
CBD	Verstärkung der antidepressiven Wirkung
CBD	Verstärkung der stresslindernden Wirkung
CBD	Verstärkung der immunstimulierenden Wirkung
CBD	Verstärkung der beruhigenden Wirkung auf Hornhautzellen
CBD	Verstärkung der antitumoralen Wirkung

Terpen und Cannabinoid: Caryophyllen (Beta-Caryophyllen)

Caryophyllen ist für den scharfen und pfeffrigen Geruch vieler Cannabis-Sorten verantwortlich. Es findet sich auch in schwarzem Pfeffer, Rosmarin, Zimt, Kümmel, Hopfen und Oregano.

Caryophyllen schützt Pflanzen vor Insektenfraß und kann Nützlinge anlocken, die gegen den Schädlingsbefall vorgehen. Im Körper interagiert Caryophyllen mit den CB2-Rezeptoren und wird daher mittlerweile auch als Cannabinoid angesehen. Über seine Interaktion mit dem Enyzm CYP3A4 kann es dazu beitragen, dass mehr CBD von dem Verdauungstrakt in den Blutkreislauf gelangt.

Die Interaktion mit dem CB2-Rezeptor erklärt die entzündungshemmenden, schmerzstillenden, angstlösenden und antidepressiven Wirkungen von Caryophyllen. Caryophyllen hat ein großes therapeutisches Potenzial. Es wird als mögliches Medikament der Zukunft für Magenbeschwerden und entzündliche Erkrankungen der Haut und des Bewegungsapparates angesehen.

> **!**
>
> Aufgrund seiner direkten Interaktion mit CB2-Rezeptoren kann Caryophyllen als Cannabinoid angesehen werden.

Entourage-Effekte durch Caryophyllen

CANNABINOID	ENTOURAGE-EFFEKTE
THC	Verstärkung der juckreizstillenden Wirkung
THC	Verstärkung der heilenden Wirkung bei Magen- und Dünndarmgeschwüren
CBD	Verstärkung der entzündungshemmenden Wirkung
CBD	Verstärkung der Wirkung gegen Abhängigkeiten
CBD	Verstärkung der Aufnahme von CBD

Hopfen, der Cousin von Cannabis

Wer mit getrockneten Hopfenzapfen reist, kann für die Nase eines Drogenspürhundes verdächtig riechen. Dies liegt am Terpen Caryophyllen. Es kommt sowohl in Cannabis als auch in Hopfen in großen Mengen vor. Polizeihunde werden darauf trainiert, Caryophyllen zu erschnüffeln. Die eigentlichen Wirkstoffe der Hanfpflanze, die Cannabinoide, sind schließlich geruchlos.

Hopfen und Cannabis haben noch weitere Gemeinsamkeiten. Sie gehören beide zur botanischen Familie der Hanfgewächse (Cannabaceae). Genau wie bei Cannabis finden wir auch beim Hopfen die Hauptwirkstoffe in den weiblichen Blüten. Daher werden Präparate und Tees aus den sogenannten Hopfenzapfen, den getrockneten weiblichen Blütenständen, hergestellt.

Hopfen beeinflusst mit seinen Wirkstoffen Myrcen und Caryophyllen das Endocannabinoid-System und die Wirkung von Cannabinoiden. Hopfen und Cannabis ähneln sich auch in ihrer Wirkung. Hopfen wird als pflanzliches Beruhigungsmittel bei Unruhezuständen und Schlafstörungen eingesetzt.

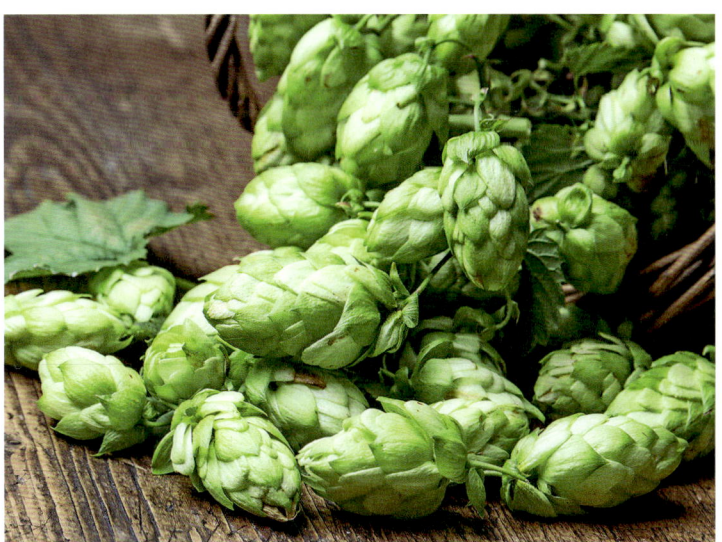

Hopfen und Cannabis ähneln sich in ihrer Wirkung. Hopfen wird als pflanzliches Beruhigungsmittel bei Unruhe und Schlafstörungen eingesetzt.

Das „weihnachtliche" Pinen (Alpha-Pinen)

Pinen duftet festlich nach Nadelbäumen. Wir finden den Geruch anregend, vielen Insekten hingegen ist er ein Graus. Pinen wird von Pflanzen gebildet, um Schädlinge abzuwehren. Besonders reich an Pinen sind Nadelbäume, vor allem Kiefern. Daneben finden wir nennenswerte Mengen in diversen Lippenblütlern wie dem Rosmarin, dem Bohnenkraut, dem griechischen Bergtee und dem Salbei. Sie können sich vielleicht an den Hype rund um den griechischen Bergtee vor ein paar Jahren erinnern? Ursache hierfür war unter anderem Pinen, das die Gedächtnisleistung bei Alzheimer-Patienten steigern kann.

Pinen reduziert auch die potenziell negativen Auswirkungen von THC auf das Kurzzeitgedächtnis. Cannabis-Sorten mit sehr niedrigem Pinengehalt können die Leistung des Kurzzeitgedächtnisses vorübergehend einschränken.

Pinenreiche Heilpflanzen können bei Asthma-Patienten hilfreich sein. Pinen erweitert nämlich die unteren Atemwege (Bronchien). Pinen ist stark antibakteriell und tötet auch Problemkeime wie den multiresistenten Staphylococcus aureus (MRSA) ab.

> **!**
>
> Pinen steigert unsere Gedächtnisleistung.

Entourage-Effekte durch Pinen

CANNABINOID	ENTOURAGE-EFFEKTE
THC	Abschwächung der negativen Auswirkungen auf das Kurzzeitgedächtnis
THC	Verstärkung der bronchienerweiternden Wirkung
CBD	Verstärkung der entzündungshemmenden Wirkung
CBD	Verstärkung der gedächtnisstärkenden Wirkung

Jetzt wird es blumig: Linalool

Menschen lieben den süßlichen, blumigen Duft von Linalool. Deshalb werden jedes Jahr weltweit mehr als 10.000 Tonnen dieses Duftstoffes für Parfums und Kosmetika hergestellt. Fleißiger ist jedoch die Pflanzenwelt. Die Linalool-Produktion von etwas über 200 Pflanzenarten übertrifft die menschliche um ein Vielfaches. Besonders emsig sind die Heilpflanzen Koriander, Hopfen, Muskat, Ingwer, Bohnenkraut, Zimt, Majoran, Thymian, Basilikum, Oregano und Lavendel. Kleidermotten und Stechmücken mögen den Duft von Linalool nicht. So findet sich das Terpen auch in Mückenschutzmitteln oder Mottenkugeln.

> **!**
>
> Linalool kann bei Schmerzen, Ängsten, Depressionen und Epilepsie hilfreich sein.

Über eine Interaktion mit dem Stoffwechsel der Neurotransmitter GABA und Glutamat kann Linalool Schmerzen, Ängste, Depressionen und epileptische Anfälle lindern. Linalool kann auch bei Opioidabhängigkeit hilfreich sein. Das Zusammenspiel von Linalool und den Cannabinoiden THC und CBD führt zu verschiedenen Entourage-Effekten.

Entourage-Effekte durch Linalool

CANNABINOID	ENTOURAGE-EFFEKTE
THC	Verstärkung der beruhigenden Wirkung
CBD	Verstärkung der schmerzstillenden Wirkung
CBD	Verstärkung der angstlösenden Wirkung
CBD	Verstärkung der krampflösenden, anti-epileptischen Wirkung

Zielgerichtetere Therapie mit Terpen-Profilen

Der Anteil der Terpene an der Wirkung von Cannabis wird erst seit Kurzem berücksichtigt. In der medizinischen Anwendung konzentriert man sich meist nur auf die Haupt-Cannabinoide THC und CBD. Über die unterschiedlichen Terpen-Profile medizinischer Cannabis-Sorten ist wenig bekannt. Das dürfte sich jedoch bald ändern. In den USA werden Konsumenten in einigen legalen Cannabis-Shops auch hinsichtlich der Terpen-Profile einzelner Cannabis-Sorten beraten. In Zukunft wird dies auch bei medizinischen Cannabis-Sorten in Deutschland möglich sein. Dies ermöglicht eine zielgerichtetere und demnach erfolgreichere Therapie. In Zukunft wird dies auch bei medizinischen Cannabis-Sorten in Deutschland möglich sein. Dies ermöglicht eine zielgerichtetere und demnach erfolgreichere Therapie. Die Forschung dazu hat eben erst begonnen. Eine erste Studie, die sich der therapeutischen Berücksichtigung des Entourage-Effektes bei Schmerzen widmet, wird voraussichtlich ab 2020 am Imperial College in London durchgeführt.

Im folgenden Kapitel werden wir uns damit beschäftigen, wie Sie schon jetzt das Zusammenspiel von Terpenen und Cannabinoiden für die Behandlung von Beschwerden und Erkrankungen nutzen können.

> **!**
>
> In Zukunft werden die Terpen-Profile von medizinischen Cannabis-Sorten stärker berücksichtigt werden.

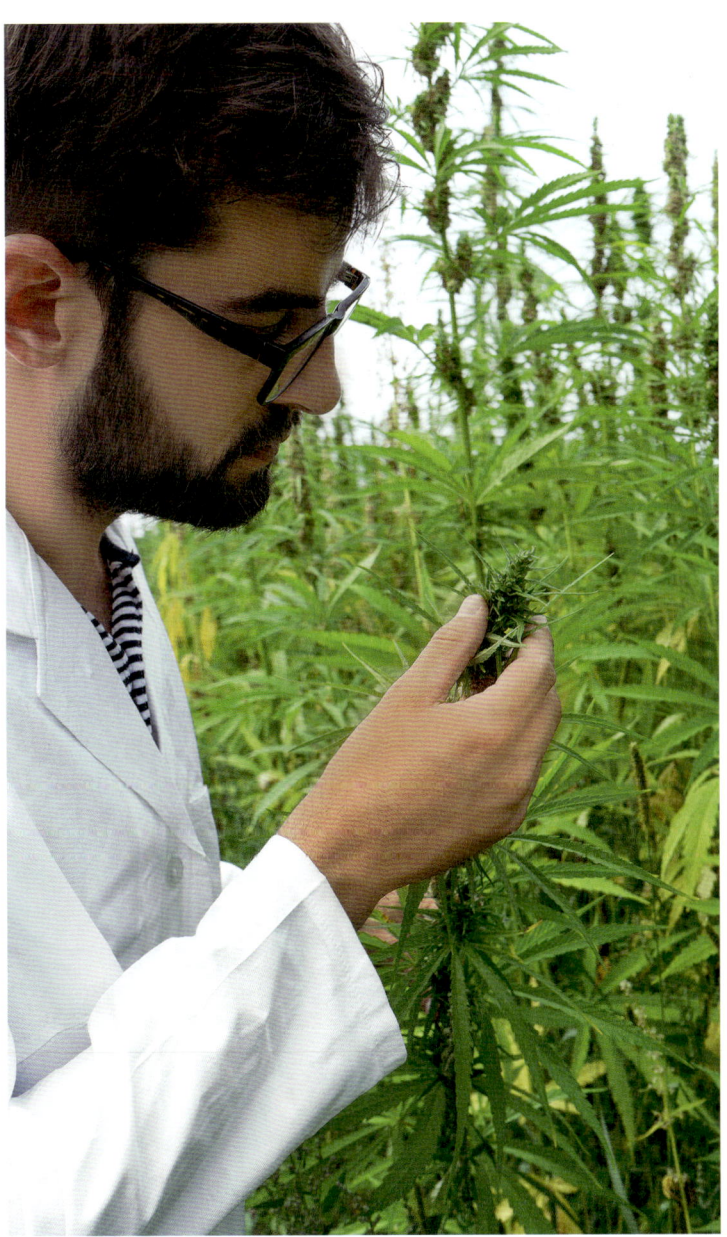

In Zukunft werden wahrscheinlich Hanfpflanzen mit spezifischen Terpenprofilen für die Therapie gezüchtet.

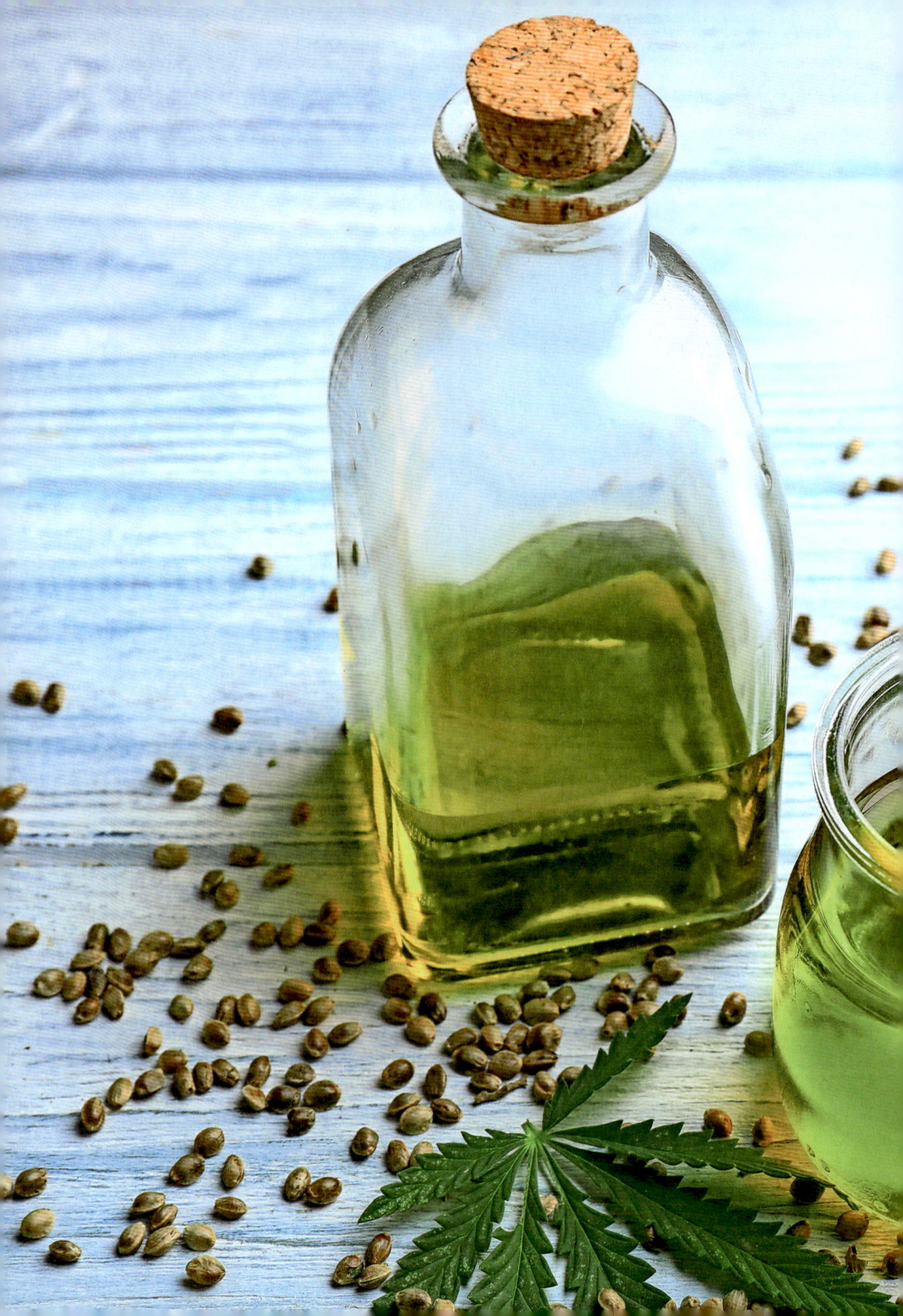

CANNABIS UND CANNABINOIDE RICHTIG ANWENDEN

Das Endocannabinoid-System ist bei vielen Beschwerden und Erkrankungen ein wichtiger therapeutischer Ansatzpunkt für Linderung oder Heilung. Zahlreiche Krankheitsprozesse können durch die Interaktion von Cannabinoiden mit dem Endocannabinoid-System positiv beeinflusst werden. Viele Ärzte tun sich mit ihrem Einsatz noch schwer oder wollen auf weitere Forschungsergebnisse warten. Sie selbst müssen nicht warten. Wir zeigen Ihnen, wie Sie eine Therapie mit Cannabinoiden schon jetzt anregen, durchführen und mit Terpenen ergänzen können.

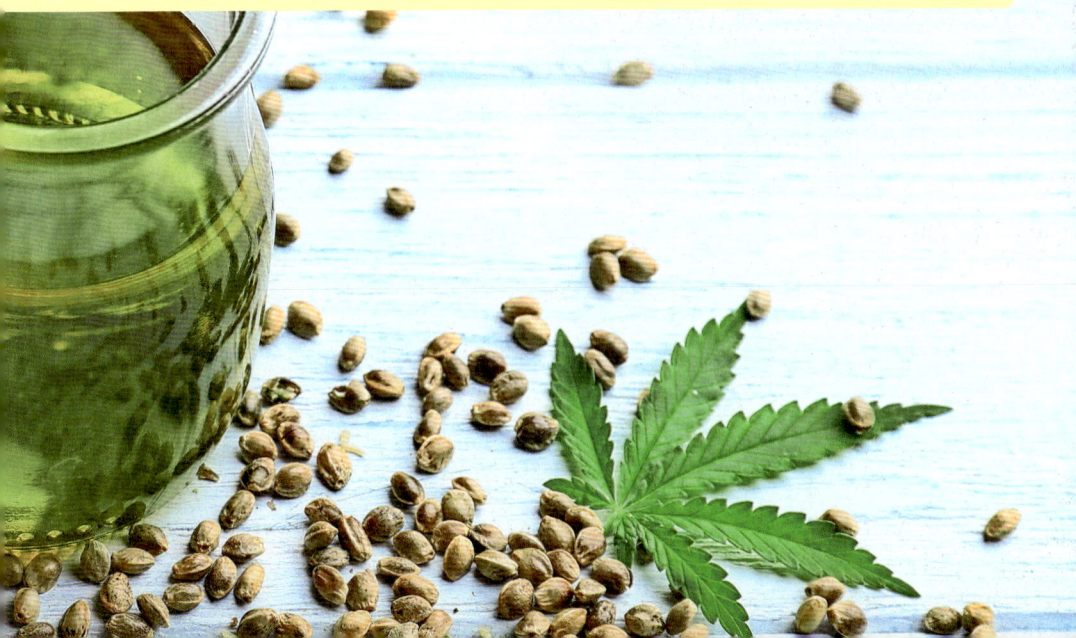

Wichtige Informationen

In diesem Kapitel stellen wir die Anwendungsmöglichkeiten von Cannabinoiden bei diversen Erkrankungen und Beschwerden vor. Zusätzlich finden Sie jeweils Ratschläge, wie Sie die Wirkung von Cannabinoiden mit entsprechenden ätherischen Ölen oder Heilpflanzen verstärken können.

Bevor Sie unsere Empfehlungen umsetzen, sollten Sie die folgenden Hinweise berücksichtigen.

Einen Arzt finden: Den meisten Ärzten ist es erlaubt, Cannabis zu verordnen. Trotzdem machen von dieser Möglichkeit nur wenige Ärzte Gebrauch. Wenn Sie eine Therapie mit Cannabis anstreben, besprechen Sie sich zunächst mit Ihrem behandelnden Arzt. Wenn er Cannabis nicht verschreiben will, kennt er vielleicht einen Kollegen, der das macht. Wenn Sie auf diesem Weg keinen Erfolg haben, hilft ihnen die regionale kassenärztliche Vereinigung oder Ärztekammer weiter. Zusätzlich können Sie bei der nächstgelege-

Besprechen Sie sich zuerst mit Ihrem behandelnden Arzt.

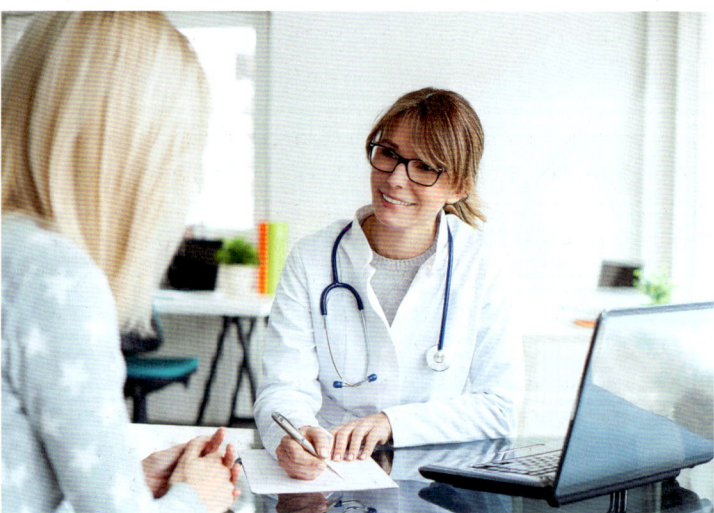

nen Apotheke, die regelmäßig Cannabis abgibt, nachfragen, welcher Arzt die entsprechenden Rezepte einreicht. Eine regelmäßig aktualisierte Therapeutenliste finden Sie auf leafly.de.

Kostenübernahme von Cannabis – so gehen Sie vor

Bevor der Arzt Ihnen ein Rezept für Cannabis oder Cannabis-Medikamente ausstellt, muss die Krankenkasse die Übernahme der Kosten bewilligen.

1. Finden Sie zunächst einen Arzt, der Ihnen ein Rezept ausstellt (siehe oben).
2. Fragen Sie bei Ihrer Krankenkasse nach einem entsprechenden Antragsformular. Wenn Ihnen Ihr Arzt Cannabis-Blüten verschreiben will, erkundigen Sie sich am besten gleich, ob Ihre Kasse auch die Kosten für einen Vaporizer übernimmt.
3. Lassen Sie sich von Ihrem Arzt das Rezept für Cannabis ausstellen und den Antrag ausfüllen. Reichen Sie beides mit eventuell relevanten Unterlagen wie Arzt- und Krankenhausberichte oder eine Auflistung der bisherigen Medikamente bei Ihrer Krankenkasse ein. Laut Gesetz muss die Krankenkasse Ihren Antrag binnen fünf Wochen (bei Palliativpatienten drei Tagen) bearbeiten. Ansonsten gilt er laut einem Urteil des Bundessozialgerichts Kassel als genehmigt.

Gegen einen negativen Bescheid der Krankenkasse können Sie sich zur Wehr setzen. Zunächst sollten Sie einen Widerspruch einlegen. Begründen müssen Sie diesen nicht. Es kann jedoch sinnvoll sein, Ihren ursprünglichen Antrag zusammen mit einem Arzt zu prüfen. Wird der Widerspruch abgelehnt, ist eine Klage vor dem Sozialgericht eine Option. Unterstützung können Sie sich bei der Arbeitsgemeinschaft Cannabis als Medizin (www.cannabis-med.org) holen. Diese prüft Ihre Unterlagen und steht Ihnen gegebenenfalls zur Seite. Regelmäßig aktualisierte Informationen bezüglich Kostenübernahme und eventuellem Klageverfahren finden Sie auf unserem Blog „Naturheilkunde bei Krebs" (www.naturheilkunde-krebs.de).

Absprache mit dem Arzt: Teilen Sie Ihrem Arzt mit, wenn Sie Beschwerden oder Erkrankungen mit Empfehlungen aus diesem Buch behandeln.

Dosierungen: Bei den verschiedenen Einsatzgebieten geben wir keine konkreten Dosierungsempfehlungen. Grundsätzliches zur Dosierung von THC und CBD finden Sie in den entsprechenden Abschnitten weiter vorn im Buch.

Studien: Wir stellen bei den einzelnen Anwendungsmöglichkeiten jeweils die wichtigsten klinischen Studien vor. Das Hauptmerkmal von klinischen Studien ist, dass daran reale Menschen teilnehmen. Daher haben klinische Studien im Vergleich zu In-vitro-Studien und Tierexperimenten die größte Aussagekraft für die Therapie. Im Anhang finden Sie das Verzeichnis der vorgestellten Studien. Die Studien können Ihnen für weitere Recherchen, für das Gespräch mit Ihrem Arzt oder bei der Beantragung der Kostenübernahme bei der Krankenkasse nützlich sein.

Mit anderen Cannabis-Patienten in Kontakt treten: Vor und während einer Therapie mit Cannabinoiden können spezifische Probleme oder Fragestellungen auftreten, für die Sie keine Antwort finden. Mit großer Wahrscheinlichkeit geht es anderen Cannabis-Patienten ähnlich. Das „Selbsthilfenetzwerk Cannabis Medizin" (Adresse siehe Anhang) ist eine gute Anlaufstelle, um sich mit anderen auszutauschen. Daneben finden sich auch auf Facebook entsprechende Gruppen.

!

Empfehlungen für Bezugsadressen finden Sie im Anhang.

Bezugsadressen: Im Anhang finden Sie einzelne Bezugsadressen für empfohlene CBD-Produkte, Heilpflanzen oder ätherische Öle. Cannabis-Blüten und Cannabis-Medikamente können in Deutschland prinzipiell über jede Apotheke bezogen werden.

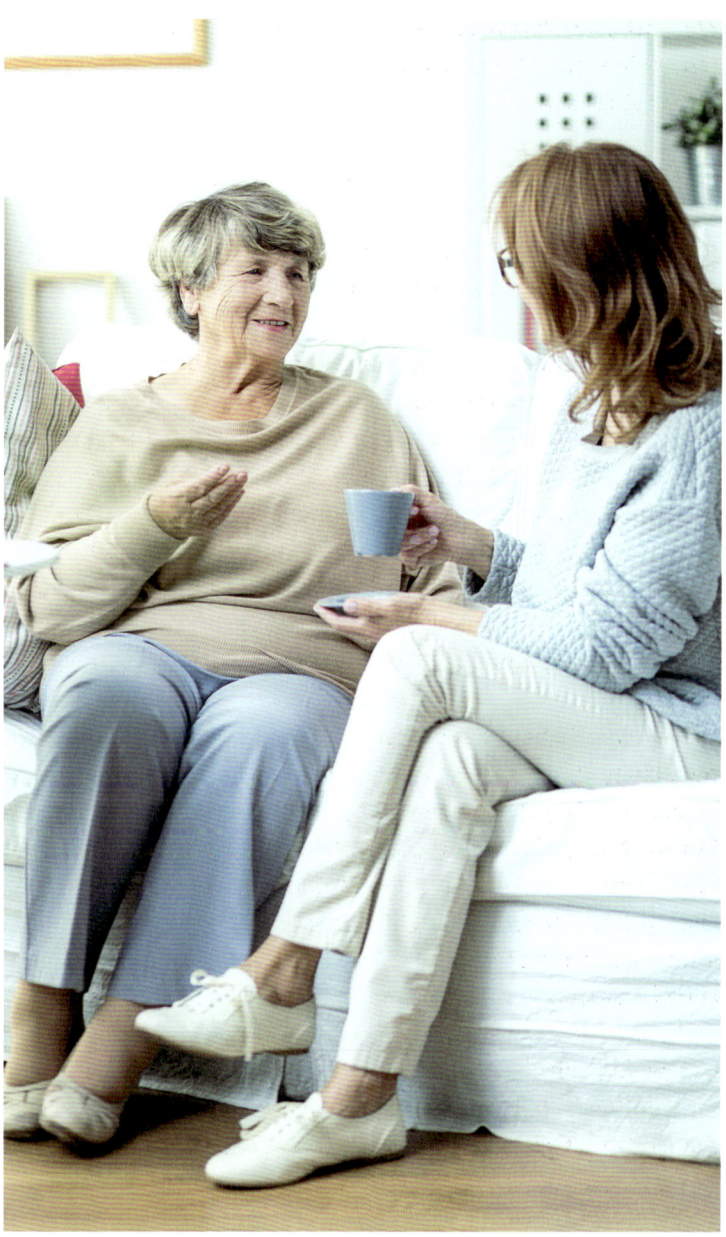

Der Austausch mit anderen Cannabis-Patienten kann hilfreich sein.

Abhängigkeit von Medikamenten oder Alkohol

Cannabis kann als Ausstiegsdroge eingesetzt werden.

So wirkt Cannabis

!

Cannabis stimuliert das Belohnungs-zentrum im Gehirn.

Abhängig machende Medikamente wie Opioide oder Drogen wie Alkohol stimulieren das Belohnungszentrum im Gehirn, was deren Suchtwirkung verstärkt. Cannabis hat eine ähnliche Wirkung, geht aber mit einer vergleichsweise geringeren körperlichen Abhängigkeit und fehlender Giftwirkung einher.

Der Genuss von Cannabis kann zum verminderten Konsum von Alkohol oder illegaler Substanzen wie Heroin führen. Dies zeigte eine 2016 veröffentlichte Auswertung von 60 Studien. (1) Es erscheint zunächst wenig sinnvoll, ein Rauschmittel mit einem anderen Rauschmittel zu ersetzen. Alkohol- und Heroinsucht werden jedoch auch schon jetzt mit Medikamenten behandelt, die schwere Abhängigkeiten auslösen. Cannabis wird besser vertragen als diese Medikamente, kann jedoch gesundheitliche Probleme, die eine Suchterkrankung begleiten, auch verstärken. Dies zeigte unter anderem eine 2018 veröffentlichte Studie mit Teilnehmern unter Alkoholentzug. (2) Auch bei der Cannabis-Abhängigkeit selbst können Cannabinoide hilfreich sein, wie Studien mit dem Präparat *Sativex* demonstrieren. (3)

Wie anwenden?

- Eine Kostenübernahme durch die Krankenkasse scheint wenig aussichtsreich, sollte bei schweren Suchterkrankungen dennoch versucht werden. Einzelne Menschen mit Alkoholsucht bekamen schon vor 2016 eine Ausnahmegenehmigung für den Konsum von Cannabis.
- Entwöhnungserscheinungen wie Depressionen und Gereiztheit können mit frei verkäuflichen CBD-Ölen behandelt werden.

- Unterstützend kann eine Therapie mit Extrakten aus Passionsblume wie *Passidon* hilfreich sein. Die Wirkstoffe der Passionsblume helfen, Entzugserscheinungen zu dämpfen.

> **Entourage-Effekte nutzen**
> CBD kann bei der Entwöhnung von süchtig machenden Substanzen hilfreich sein. Dieser Effekt wird durch das Terpen Caryophyllen verstärkt. Caryophyllen findet sich unter anderem im ätherischen Zimtöl, das mit einer Duftlampe angewendet werden kann.

Adipositas

siehe Übergewicht und Adipositas

Aggression

siehe Depression/depressive Verstimmung

Akne

CBD kann über eine Beeinflussung der Talgproduktion hilfreich sein.

So wirkt CBD

Bei der Entstehung von Akne spielen die sogenannten Talgdrüsen eine wichtige Rolle. Der von ihnen gebildete Talg schützt die Haut. Bei der Akne wird er aber selbst zum Problem, wenn – wie in der Pubertät – durch die Aktivität der Sexualhormone zu viel davon gebildet wird und/oder er durch Verstopfung der Poren

> **!**
> CBD hemmt übermäßige Talgproduktion und eventuelle Entzündungen.

nicht abfließen kann. Die Cannabinoide CBD, CBDV, CBD und THCV können die Talgproduktion reduzieren. CBD erscheint besonders aussichtsreich, da es zudem entzündungshemmend wirkt und die Produktion der Hautfette reguliert.

Wie anwenden?

- Seit Kurzem sind CBD-haltige Salben und Cremes für die äußerliche Anwendung erhältlich. Deren Zusammensetzung und Qualität ist verschieden, was ihre unterschiedlichen Ergebnisse bei Akne erklären könnte. Hochwertige CBD-Akneprodukte stellen unter anderem die Firmen Cibdol (*Aczedol-Creme*) und hemptouch (*Balsam für Problemhaut*) her.
- Eine zusätzliche Einnahme von frei verkäuflichen CBD-Ölen oder Nutzhanftees kann sinnvoll sein.

Entourage-Effekte nutzen

Die Terpene Limonen und Linalool unterstützen die hemmende Wirkung von CBD auf die Talgzellen. Beide finden sich in folgendem Gesichtswasser, das zudem antibiotisch wirkt: Mischen Sie 100 ml Blütenwasser (Hydrolat) von Rose oder Lavendel mit 18 Tropfen Solubol (pflanzlicher Emulgator) und drei Tropfen ätherischem Zitronenöl (limonenhaltig) und drei Tropfen ätherischem Lavendelöl (linaloolhaltig).

Alzheimer-Krankheit

CBD schützt Nervenzellen und hemmt Entzündungsvorgänge. Dies kann sich positiv auf die Alzheimer-Krankheit auswirken.

So wirken Cannabinoide

Bis heute gibt es leider keine klinischen Studien, die den positiven Effekt von Cannabis oder Cannabinoiden bei der Alzheimer-

Krankheit untersuchen – trotz der vielen interessanten Ergebnisse aus Tierstudien. In diesen stellten Forscher fest, dass CBD auf diverse Weise die Alzheimer-Krankheit positiv beeinflusst. CBD kann die Entzündungsvorgänge im zentralen Nervensystem senken, die Nervenzellen vor dem Zelltod durch wachsende Ablagerungen (Plaques) schützen und die Neubildung von Nervenzellen anregen.

Auch THC kann bei der Alzheimer-Krankheit hilfreich sein, indem es unter anderem die Bildung pathologischer Ablagerungen verlangsamt. THC ist jedoch bei unruhigen oder verwirrten Patienten mit Vorsicht zu genießen.

Eine erste Studie wird 2020 in Australien durchgeführt werden. Sie untersucht den möglichen Nutzen von Cannabinoiden für Alzheimer-Patienten. Hierbei kommt mit *CogniCann* ein eigens dafür entwickeltes Cannabis-Medikament zum Einsatz.

CBG ist aufgrund seiner neuroprotektiven Wirkung interessant.

> **!**
>
> Vorsicht beim Einsatz von THC bei verwirrten Patienten.

Wie anwenden?

- Frei verkäufliche CBD-Produkte wie CBD-Öle oder Nutzhanftees (empfehlenswerte Sorte: Santhica – enthält auch viel CBG) sind eine gute Option.
- Eine Alternative oder Ergänzung sind frei verkäufliche CBG Produkte wie CBG-Öle.
- Der Einsatz von THC oder Cannabis sollte nur nach Absprache mit einem Arzt und in sehr geringen Dosierungen erfolgen. Um etwaigen Nebenwirkungen vorzubeugen, empfiehlt sich die gleichzeitige Einnahme von CBD.

Entourage-Effekte nutzen

Das Terpen Pinen stärkt die Gedächtnisleistung. Pinen findet sich unter anderem im griechischen Bergtee und im Weihrauch. Das regelmäßige Trinken eines griechischen Bergtees scheint vielversprechend zu sein. Daneben sind Weihrauchextrakte interessant. Weihrauch kann Studien zufolge bei diversen neurodegenerativen Erkrankungen hilfreich sein.

Das Terpen Myrcen verstärkt die beruhigenden Eigenschaften von CBD und kann bei aufgebrachten und ängstlichen Menschen hilfreich sein. Myrcen findet sich ebenfalls im Weihrauch.

Ängste

CBD kann das Entstehen von Ängsten lindern und das Vergessen von angstauslösenden Erinnerungen fördern.

So wirkt CBD

Während THC Ängste auslösen kann, vermag CBD, Ängste zu lindern oder zu unterdrücken. Dies stellten zunächst diverse Tierexperimente fest. Eine Studie mit Menschen aus dem Jahr 1982 zeigte, dass CBD Ängste lindert, die von THC ausgelöst wurden. Hierbei bekam jeder Teilnehmer 1 mg CBD pro Kilogramm Körpergewicht. (4) Bei einer 1993 veröffentlichten brasilianischen Studie konnte CBD (300 mg Tagesdosis) Ängste bei Personen lindern, die vor Publikum sprechen sollten. (5) 2010 wurde ebenfalls in Brasilien die Wirkung von CBD bei Patienten mit der sogenannten sozialen Phobie überprüft. Dosierungen ab 400 mg CBD zeigten sich erfolgreich. Bei einer Studie aus dem Jahr 2013 mit 49 gesunden Teilnehmern konnte CBD schon ab einer Dosierung von 30 mg das Entstehen von Ängsten dämpfen. (6)

Nachweislich beeinflusst CBD die Aktivität bestimmter Hirnareale, die das Entstehen von Ängsten unterbinden. CBD scheint auch das Vergessen von angstmachenden Erinnerungen zu erleichtern, wie auch eine englische Studie demonstrierte. (6) Dieser Effekt kann unter anderem bei Angsterkrankungen, Alpträumen und der sogenannten posttraumatischen Belastungsstörung hilfreich sein.

Wie anwenden?

Freiverkäufliche CBD-Produkte wie CBD-Öle oder CBD-haltige Nutzhanftees sind eine gute Option. Es ist von Vorteil, wenn CBD-Öle THC-frei sind.

Entourage-Effekte nutzen

Die Terpene Limonen und Linalool verstärken die angstlösenden Effekte von CBD über eine Interaktion mit der angstlösenden Aminosäure 5-Hydroxytryptophan (5-HTP). Linalool findet sich unter anderem im ätherischen Lavendelöl, welches als Kapsel (Lasea) eingenommen oder über eine Duftlampe verdampft werden kann. Für die Anwendung in der Duftlampe kommen auch die limonenhaltigen Öle von Zitrone, Pomeranze oder Orange in Betracht. Diese wirken auch stimmungsaufhellend.

Auch das Terpen Myrcen kann aufgrund seiner entkrampfenden Wirkung bei Ängsten hilfreich sein. Myrcen findet sich unter anderem in Hopfen und damit auch in Bier. Unser Tipp: Ein paar Tropfen CBD-Öl in ein alkoholfreies Bier gegeben machen daraus ein entkrampfendes und entspannendes Getränk.

Anti-Aging

CBD kann über seine entzündungshemmenden Eigenschaften den Alterungsprozess beeinflussen.

So wirkt CBD

Das Endocannabinoid-System scheint auch beim Alterungsprozess eine wichtige Rolle zu spielen. Es ist daher ein wichtiger Ansatzpunkt für die aktuelle Forschung im Bereich Anti-Aging. Besonders aussichtsreich scheint der Stoff CBD zu sein. Erste Studien zeigen auch bei Menschen deutliche Anti-Aging-Effekte, die Wirkungen zeigen sich beim Herz-Kreislauf-System und beim Hautstoffwechsel.

Wie anwenden?

Für die äußerliche Anwendung wurden mittlerweile mehrere Anti-Aging-Produkte mit CBD entwickelt. Dazu zählt die Anti-Aging-Creme von Cibdol oder *CBD Hydracalm* von CBDVITAL. Diese Produkte werden auch bei trockener Haut empfohlen.

Appetitlosigkeit und Auszehrung

Bei schweren Erkrankungen wie Krebs, AIDS, Tuberkulose oder Alzheimer kann mit THC Appetitlosigkeit und gefährlicher Gewichtsverlust behandelt werden.

!

THC beeinflusst durch eine direkte Wirkung im zentralen Nervensystem den Appetit.

So wirkt THC

THC beeinflusst durch eine direkte Wirkung im zentralen Nervensystem den Appetit. Früher wurde vermutet, dass die appetitanregende Wirkung durch eine Senkung des Blutzuckerspiegels ausgelöst wird. Dies konnte in Studien nicht bestätigt werden.

Schon Dosierungen ab 5 mg THC/Tag wirkten in einer 2011

veröffentlichten Studie mit 21 Krebspatienten appetitanregend. Die Teilnehmer hatten mehr Appetit und empfanden ihr Essen als intensiver und besser schmeckend. (7) In einer sechswöchigen Studie mit 94 AIDS-Patienten konnten diese deutlich von der appetitanregenden Wirkung profitieren und ihr Gewicht über mehrere Monate stabil halten. (8) So ging es auch 15 Patienten mit der Alzheimer-Krankheit, die zunächst die Nahrungsaufnahme verweigerten. In dieser Studie waren die Teilnehmer durch die Einnahme von THC auch weniger verwirrt. (9) 2019 verzeichneten israelische Forscher Cannabis-bedingten Gewichtszuwachs bei Patienten mit krebsbedingter Auszehrung. (10)

Wie anwenden?

- Der Arzt kann THC in Form von Dronabinol, Cannabis-Extrakten oder Cannabis-Blüten verschreiben.
- Wer gleichzeitig hohe Dosen CBD einnimmt, sollte berücksichtigen, dass diese appetithemmend wirken können.
- Heilpflanzen mit Bitterstoffen regen ebenfalls Appetit und Verdauung an. Einfach angewandt und dosiert werden können Bittertropfen wie *Amara Tropfen Weleda, Iberogast, Bitter-Alpin* oder *Enzian Magentonikum Wala.* Nehmen Sie diese vor dem Essen mit etwas Wasser ein.

Arthritis

siehe Entzündliche Gelenkerkrankungen

Asthma

THC kann bei Asthmapatienten aufgrund seiner bronchienerweiternden, CBD aufgrund seiner entzündungshemmenden Wirkung hilfreich sein.

So wirken Cannabinoide

Seit mehr als 40 Jahren ist die bronchienerweiternde Wirkung von THC bekannt. THC kann bei Asthma die Luftwege erweitern und auftretende Luftnot verhindern oder bessern. Dies zeigen unter anderem Erfahrungen aus den USA, bei denen der Einsatz von Cannabis oder Dronabinol bei vielen Patienten zu einer deutlichen Verbesserung der Symptome führte. (11) (12)

Zusätzlich kann eine Therapie mit dem entzündungshemmenden CBD hilfreich sein. Zusammen mit CBD kann THC einer Studie zufolge auch bei Atemnot hilfreich sein. (13)

Wie anwenden?

- Generell können frei verkäufliche CBD-Produkte wie CBD-Öle oder CBD-haltige Nutzhanftees versucht werden.
- Hanföl und Hanfsamen sind eine wertvolle Ergänzung für die tägliche Ernährung. Sie enthalten viel entzündungshemmende Gamma-Linolensäure.
- Sollten andere Therapien wirkungslos bleiben, kann eine Behandlung mit Dronabinol oder Cannabis-Blüten angedacht werden.

Entourage-Effekte nutzen

Das Terpen Pinen besitzt bronchienerweiternde Wirkung und unterstützt auch die von THC. Verdampfen Sie in Duftlampen pinenhaltige ätherische Öle von Rosmarin, Fichten- oder Kiefernnadeln.

Aufmerksamkeitsdefizit-/ Hyperaktivitätsstörung (ADHS)

THC und CBD beeinflussen den Stoffwechsel von Neurotransmittern. Davon können Patienten mit ADHS profitieren.

So wirken Cannabinoide

Bisherige Untersuchungen legen nahe, dass das Endocannabinoid-System eine Rolle bei der Entstehung des ADHS spielt. Zunächst zeigten einzelne Fallberichte, dass THC die Aufmerksamkeit von ADHS-Patienten steigern kann.

Klinische Studien wurden bisher nur mit erwachsenen ADHS-Patienten durchgeführt. 30 Teilnehmer nahmen an einer vom Cannabis-Aktivisten Franjo Grotenhermen betreuten Studie teil. Die Patienten erhielten Cannabis oder Dronabinol. Dies führte zu einer deutlichen Besserung der Gesamtsymptomatik, des Schlafverhaltens und der Konzentrationsfähigkeit. (14)

Eine 2017 veröffentlichte Studie mit ebenfalls 30 Teilnehmern zeigte, dass das Cannabinoid-Medikament *Sativex* bei fehlender Aufmerksamkeit und gesteigerter Impulsivität helfen kann. (15)

> **!**
>
> Bisherige klinische Studien wurden nur mit erwachsenen Patienten durchgeführt.

Wie anwenden?

- Zunächst können frei verkäufliche CBD-Produkte wie CBD-Öle oder CBD-haltige Nutzhanftees (empfehlenswerte Sorte: Fedora) versucht werden.
- Bringen diese nicht die gewünschte Wirkung, kann eine zusätzliche Therapie mit THC – in Kombination mit CBD – angedacht werden. Erfahrungen aus den USA zeigen, dass Patienten unterschiedlich auf verschiedene Cannabis-Sorten reagieren. Manche profitieren von Cannabis-Sorten mit hohem THC-Anteil, andere von CBD-reichem Cannabis.
- Bei Kindern sollte THC stets niedrig dosiert werden.

Entourage-Effekte nutzen

Das Terpen Pinen stärkt die Gedächtnisleistung und Konzentrationsfähigkeit und kann die positiven Effekte von Cannabinoiden verstärken. Pinen findet sich unter anderem im griechischen Bergtee und im
Weihrauch. Wir empfehlen das regelmäßige Trinken von Bergtee.

Zusätzlich können pinenhaltige ätherische Öle von Rosmarin,
Fichten- oder Kiefernnadeln über eine Duftlampe angewandt werden.

Auszehrung/Kachexie

siehe Appetitlosigkeit

Autismus

Das Endocannabinoid-System zeigt bei Autismus-Patienten Auf-
fälligkeiten. Dies lässt darauf hoffen, dass eine Behandlung mit
Cannabinoiden eine hilfreiche Therapieoption sein kann.

So wirken Cannabinoide

Besonders in den USA wenden einige Eltern Cannabis bei Kindern
mit Autismus an. Anekdoten über den Erfolg dieser Behandlungen
geben Eltern und Patienten weltweit Hoffnung. Lange Zeit exis-
tierte aber leider nur ein dokumentierter Fallbericht, bei dem Cannabis einem autistischen Jungen helfen konnte.

Eine 2016 veröffentlichte Untersuchung legt nahe, dass eine
Steigerung des körpereigenen Endocannabinoids Anandamid Patienten den sozialen Umgang erleichtern kann. Dies könnte die
von einzelnen Ärzten beobachteten positiven Effekte von CBD-
Öl erklären. CBD fördert den Anandamid-Stoffwechsel im Körper. Dadurch kann es unter anderem zu einer Abnahme von ag-
gressivem Verhalten bei Autismus-Patienten kommen.

2019 publizierten israelische Wissenschaftler ihre Erfahrungen mit der Therapie von Kindern mit Autismus und Cannabidiol-reichem Cannabis. Ein Drittel der Patienten erlebte eine deutliche, weitere 50 Prozent eine moderate Besserung der Beschwerden. (16)

Auch das Cannabinoid Cannabidivarin (CBDV) gibt Anlass zur Hoffnung. In New York wird gerade eine Studie mit CBDV mit Kindern, die an Autismus leiden, vorbereitet. Das Präparat liefert der Hersteller GW Pharmaceuticals.

Wie anwenden?
- Frei verkäufliche CBD-Produkte können versucht werden.
- Falls die Möglichkeit einer ärztlich begleitenden Cannabis-Therapie besteht, sollten Cannabidiol-reiche Sorten bevorzugt werden.

Autoimmunerkrankungen

CBD und THC regulieren die Immunantwort. Bei Autoimmunerkrankungen kann dies zu einer Reduzierung der Entzündungsvorgänge führen.

So wirken Cannabinoide

Abwehrzellen reagieren mit ihren CB-1- und CB-2-Rezeptoren auf Cannabinoide. Besonders das entzündungshemmende CBD wurde bei verschiedenen Autoimmunerkrankungen untersucht, unter anderem bei der Multiplen Sklerose und der Colitis ulcerosa. Berichte aus den USA zeigen, dass auch Patienten mit anderen Autoimmunerkrankungen von CBD oder THC profitieren können. Darunter fanden sich Patienten mit rheumatoider Arthritis, Typ-1-Diabetes oder Morbus Crohn.

Neuere Erkenntnisse zeigen, dass auch beim Chronic Fatigue Syndrom (CFS) autoimmune Prozesse eine Rolle spielen. CBD kann auch bei dieser Erkrankung versucht werden.

Wie anwenden?

- Bei einer Autoimmunerkrankung können zunächst frei verkäufliche CBD-Produkte wie CBD-Öle oder CBD-haltige Nutzhanftees versucht werden.
- Niedrige Dosen THC oder CBD-reiches Cannabis sind eine zusätzliche interessante Option. Eine Kostenübernahme ist bei schweren Schmerzen im Rahmen der rheumatoiden Arthritis, therapieresistenter Beschwerden bei chronisch entzündlichen Darmerkrankungen und der Multiplen Sklerose möglich. Beachten Sie für diese Krankheiten auch die entsprechenden Abschnitte im Buch.

Entourage-Effekte nutzen

Die Terpene Pinen und Myrcen verstärken die entzündungshemmenden Eigenschaften von CBD. Beide Terpene finden sich im Weihrauch, der eine sinnvolle Ergänzung bei entzündlichen Erkrankungen, vor allem der Gelenke und des Darms, sein kann. Übliche Tagesdosis: 400 mg Weihrauchextrakt, verteilt auf drei Gaben.

Darmerkrankungen (chronisch entzündliche)

Im Darm sitzen jede Menge Endocannabinoid-Rezeptoren. Deren Aktivierung durch Cannabinoide kann bei chronisch entzündlichen Darmerkrankungen (Morbus Crohn, Colitis ulcerosa) die Verdauungstätigkeit und den Stuhlgang regulieren und Entzündungsprozesse hemmen.

So wirken Cannabinoide

Eine italienische Studie aus dem Jahre 2011 attestierte CBD deutliche entzündungshemmende Wirkung bei chronisch entzündlichen Darmerkrankungen. (17) Zwei Jahre später untersuchten isrealische Wissenschaftler die Wirkung von Cannabis bei Morbus-Crohn-Patienten. Zehn von elf Patienten erlebten einen Rückgang der Durchfälle, eine Zunahme des Appetits und verbesserten Schlaf. (18) 2017 zeigte eine Untersuchung, dass niedrige Tagesdosen von 20 mg CBD nicht ausreichend sind, um therapeutische Effekte bei Morbus Crohn zu erzielen. (19)

Bisherige Studien, die den Effekt von Cannabinoiden bei Colitis Ulcerosa untersuchten, sind laut einem Gutachten der Cochrane Collaboration leider noch nicht aussagekräftig genug. (20)

Wie anwenden?

- Einige erfahrene Cannabis-Ärzte aus den USA raten, CBD in die Behandlung zu integrieren. Infrage kommen frei verkäufliche CBD-Produkte wie CBD-Öle oder CBD-haltige Nutzhanftees.
- Eine Kostenübernahme von Cannabis durch die Krankenkassen sollte bei schweren Verlaufsformen angestrebt werden.
- Hanföl und Hanfsamen sind eine wertvolle Ergänzung für die tägliche Ernährung. Sie sind reich an der entzündungshemmenden Gamma-Linolensäure.

Entourage-Effekte nutzen

Die entzündungshemmenden Effekte von CBD können durch die Terpene Pinen und Myrcen gesteigert werden. Das pinenhaltige Harz der Myrrhe kann in Form von *Myrrhinil-Intest* eingenommen werden. Weihrauch enthält sowohl Pinen als auch Myrcen. Weihrauch kann bei chronisch entzündlichen Darmerkrankungen ähnlich effektiv wie Cortison sein.

Depressionen/depressive Verstimmung

Depressionen gehen mit Funktionsstörungen des Endocannabinoid-Systems einher. Daher können Cannabinoide hilfreich sein.

So wirken Cannabinoide

> **!**
>
> Bei Depressionen wurden Beeinträchtigungen des Endocannabinoid-Systems festgestellt.

Die Wirkung von Cannabinoiden bei Depressionen ist bislang wenig erforscht. Dennoch greifen viele Patienten zu THC oder CBD. Beide Cannabinoide wirken angstlösend und antidepressiv. THC ist jedoch mit Vorsicht zu genießen: Hohe Dosierungen von THC können Ängste auslösen oder verstärken. Gut verträglich ist hingegen CBD.

Mehrere Studien konnten antidepressive Wirkungen von Cannabis bei Schmerzpatienten aufzeigen. (21) (22)

Bei Patienten mit Selbstmordgedanken muss unbedingt beachtet werden, dass diese durch Cannabis-Konsum beeinflusst werden können. Ältere Studien legten nahe, dass Cannabis das Selbstmordrisiko senkt, eine 2019 veröffentlichte kanadische Publikation behauptet das Gegenteil. (23)

Bei der Erforschung des antidepressiven Potentials von CBD zeigten Tierstudien, dass der Wirkstoff auch Aggressionen dämpfen kann. Dies könnte besonders für männliche Patienten von Belang sein, da bei deren Depressionen häufig Aggressionen eine Rolle spielen.

Auch die entzündungshemmenden Eigenschaften von CBD könnten bei einem Teil der depressiven Patienten von Belang sein. Entzündungsvorgänge gelten heute bei vielen Wissenschaftlern als Ursache für Depressionen, bei denen herkömmliche Antidepressiva nicht wirken. Entzündungshemmende Medikamente und Wirkstoffe wie CBD werden bei diesen in Zukunft eine größere Rolle spielen.

Wie anwenden?

- Zunächst sind frei verkäufliche CBD-Produkte eine gute Option. Es ist von Vorteil, wenn diese THC-frei sind. Auch Nutzhanftees, etwa von der Sorte Fedora, sind ein Versuch wert.
- Bei begleitenden Ängsten sollte THC sehr vorsichtig und zunächst sehr niedrig dosiert werden. Werfen Sie dazu einen Blick in den Abschnitt „Ängste". Zu beachten ist auch, dass THC bereits bestehende Depressionen verschlimmern kann. Dies zeigen Studien mit langjährigen Cannabispatienten.

> **Entourage-Effekte nutzen**
> Das Terpen Limonen kann die antidepressive und angstlösende Wirkung von Cannabinoiden verstärken. Limonen findet sich vor allem in den ätherischen Ölen von Zitrusfrüchten wie Orangen, Zitronen und Pomeranzen. Diese Öle können mittels Duftlampe verdampft werden.

Diabetes

THC ist vor allem bei Schmerzen, CBD als schützender Faktor eine Option.

So wirken Cannabinoide

Diversen Tierstudien zufolge können die entzündungshemmenden Effekte von CBD den Verlauf des Typ-1-Diabetes positiv beeinflussen.

Bei der Entstehung des Typ-2-Diabetes spielt das Endocannabinoid-System eine wichtige Rolle. In einer großen amerikanischen Studie mit beinahe 5000 Teilnehmern zeigte sich, dass Cannabis-Konsumenten seltener an Diabetes erkranken. Inwiefern sich Cannabis zur Behandlung der Erkrankung eignet, konnte bis jetzt noch nicht abschließend geklärt werden. Patienten berichten, dass sich Cannabis positiv auf den Blutzuckerspiegel auswirken kann.

Aus Tierversuchen ist bekannt, dass CBD Schutz vor Folgeschäden wie Nervenschmerzen (Neuropathien), Gedächtnisverlust, Konzentrationsstörungen, Augenschäden und Schädigungen der Blutgefäße bietet. Hierfür sind seine entzündungshemmenden Effekte verantwortlich.

> **!**
>
> CBD kann vor Schädigungen von Blutgefäßen oder Nerven schützen.

Ein neuer Ansatz für die Behandlung von Diabetes könnte das Cannabinoid Tetrahydrocannabivarin (THCV) liefern. Es konnte in einer 2016 veröffentlichten Studie erhöhte Blutzuckerwerte senken. (24)

Bei Nervenschmerzen infolge einer Diabetes-Erkrankung können zwei Studien zufolge das Cannabis-Medikament *Sativex* oder Cannabis hilfreich sein. (25) (26)

Wie anwenden?

- Versuchen Sie zunächst frei verkäufliche CBD-Produkte wie CBD-Öle oder CBD-haltige Nutzhanftees. Bei den CBD-Ölen sind Ganzextrakte von Vorteil, sie enthalten – in Spuren – auch THCV.
- Sollten andere Therapien wirkungslos bleiben, kann eine Therapie mit THC und CBD (zum Beispiel in Form von *Sativex*) bei Nervenschmerzen angedacht werden.

Endometriose

Cannabinoide können das schnelle Gewebewachstum und einzelne Symptome beeinflussen.

So wirken Cannabinoide

Die Erforschung der Cannabinoide bei Endometriose hat eben erst begonnen. Die weiblichen Fortpflanzungsorgane sind besonders reich an Endocannabinoid-Rezeptoren. Darüber können Cannabinoide auch bei Endometriose hilfreich sein, wie unter anderem ein Team der Hebrew University of Jerusalem vermutet. Dieses führt eine Studie durch, das die Effekte von Cannabinoiden beurteilen soll.

Viele Frauen greifen bereits jetzt auf Cannabis zurück, wenn andere Mittel nicht helfen, zeigt eine australische Studie. Die Befragten gaben an, dass Cannabis nicht nur die Schmerzen lindere, sondern auch Symptome wie Übelkeit und Erbrechen, Schlafstörungen, Depressionsgefühle und Ängste.

Auch die alleinige Behandlung mit CBD kann laut einzelnen Berichten erfolgreich sein.

Wie anwenden?

- Versuchen Sie zunächst frei verkäufliche CBD-Produkte wie CBD-Öle oder CBD-haltige Nutzhanftees (empfohlene Sorte: Finola).
- Sollten andere Therapien wirkungslos bleiben, kann eine Therapie mit THC und CBD (zum Beispiel in Form von *Sativex*) oder Cannabis.

Entzündliche Gelenkerkrankung (Arthritis)

Umfragen aus Australien und Großbritannien zeigen, dass ungefähr ein Fünftel der Arthritis-Patienten regelmäßig Cannabinoide einsetzt. In Kanada wird ein Drittel des medizinischen Cannabis zur Behandlung der Arthritis verschrieben. Cannabinoide scheinen bei verschiedenen rheumatischen Gelenkerkrankungen hilfreich zu sein. Dazu zählen die rheumatische Arthritis und die Psoriasis-Arthritis.

> **!**
> In Kanada wird ein Drittel des medizinischen Cannabis zur Behandlung der Arthritis verschrieben.

So wirken Cannabinoide

THC und CBD können Entzündungsvorgänge, Schmerzen, Schwellungen und Bewegungseinschränkungen lindern. Am häufigsten werden beide Cannabinoide gemeinsam eingesetzt. Aber auch der alleinige Einsatz von CBD kann deutliche Erleichterung bringen, wie aus Patientenberichten und mehreren Tierstudien hervorgeht. Letztere zeigen, dass CBD bei Arthritis Entzündung, Schwellung und Schmerz reduzieren kann.

Die einzige relevante klinische Studie wurde mit dem Cannabis-Medikament *Sativex* durchgeführt. Hierbei verbesserte *Sativex* deutlich Schmerzen, Bewegungseinschränkung, Morgensteifigkeit und Schlafqualität der Teilnehmer. (27)

Eine Auswertung aus dem Jahr 2016 zeigt, dass Arthritis-Patienten vor allem von CBD-reichen Indica-Sorten profitieren. (28)

Wie anwenden?

* Versuchen Sie zunächst frei verkäufliche CBD-Produkte wie CBD-Öle oder CBD-haltige Nutzhanftees (empfehlenswerte Sorte: Fedora).
* Sollten andere Therapien wirkungslos bleiben, kann eine Therapie mit CBD-reichem Cannabis oder *Sativex* angedacht werden.

Entourage-Effekte nutzen

Die entzündungshemmenden Effekte von CBD können durch die Terpene Pinen und Myrcen gesteigert werden. Beide finden sich in Weihrauch. Weihrauch zeigte bereits in Studien wirksame Effekte bei entzündlichen Gelenkerkrankungen.

Eine andere Option ist Ingwer. Die Gewürzknolle zeigte bereits bei Gelenkerkrankungen interessante Ergebnisse in Studien. Er enthält neben Myrcen auch das Terpen Linalool, welches die schmerzstillenden Effekte von CBD fördert. Ingwer kann in Tropfenform (zum Beispiel *IngwerPure*) oder als ätherisches Öl mit der Duftlampe angewendet werden.

Das Terpen Pinen kann in Form eines Massageöls auch äußerlich aufgetragen werden. Dieses können Sie selbst herstellen, indem Sie zehn Tropfen ätherisches Fichtennadelöl mit 50 ml Macadamianuss-Öl mischen.

Epilepsie

THC und CBD können über das Endocannabinoid-System das Ungleichgewicht zwischen Erregung und Hemmung von Ner venzellen positiv beeinflussen.

So wirken Cannabinoide

THC kann zahlreichen Tierversuchen zufolge epileptische Anfälle verhindern. Patientenberichte belegen, dass diese Wirkung auch beim Menschen spürbar ist. Hohe Dosierungen können jedoch auch Anfälle auslösen.

Sicherer und besser erforscht ist der Einsatz von CBD. CBD kann ebenfalls Anfälle verhindern, indem es Neurotransmitter und Nervenzellaktivität reguliert. In naher Zukunft dürfte ein CBD-basiertes Medikament (*Epidiolex*) zur Behandlung der Epilepsie zugelassen werden.

In einer klinischen Studie konnten viele der 214 Patienten mit therapieresistenter Epilepsie von der Einnahme von *Epidiolex* profitieren. (29) Auch bei schwer behandelbaren Formen wie dem Dravet- oder dem Lennox-Gastaut-Syndrom zeigte es Wirkung. (30)

Wie anwenden?

!

CBD kann die Wirkung von Epilepsie-Medikamenten beeinflussen.

- Die größten Hoffnungen liegen auf dem Präparat *Epidiolex*. *Epidiolex* enthält CBD, seine Marktzulassung in Europa wurde im Dezember 2017 beantragt. Bis dahin können frei verkäufliche CBD-Produkte eingesetzt werden.
- CBD kann die Wirkung von Epilepsie-Medikamenten beeinflussen und sollte daher nie auf eigene Faust angewandt werden.

Fibromyalgie

Cannabinoide wie CBD und THC können nicht nur die Schmerzen von Fibromyalgie-Patienten lindern. Sie können unter anderem auch bei der Behandlung von begleitenden Depressionen, Ängsten, Schlafstörungen, Verdauungsbeschwerden oder Energielosigkeit hilfreich sein.

So wirken Cannabinoide

In den USA nahmen 2011 bereits 13 Prozent der Fibromyalgie-Patienten Cannabis oder einzelne Cannabinoide (vor allem THC) zur Behandlung ihrer Beschwerden ein. Meist mit gutem Erfolg, wie einer Studie des American College of Rheumatology zu entnehmen ist. (31) Der Einsatz von Cannabis und Cannabinoiden wurde durch eine 2008 veröffentlichte Studie mit 40 Fibromyalgie-Patienten angeregt. Bei dieser linderte Nabilon (synthetisches THC) Schmerzen, Ängste und Depressionen. (32)

Eine weitere Studie mit 29 Fibromyalgie-Patienten konnte zeigen, dass bereits kleinste Dosen von Nabilon (1 mg vor der Nachtruhe) die Schlafqualität deutlich verbessern. (33)

Einer niederländischen Untersuchung zufolge zeigen vor allem CBD-reiche Cannabis-Blüten Wirkung, dies galt vor allem für eine Sorte mit einem Prozent THC und neun Prozent CBD. (34)

In den letzten Jahren wird auch der mögliche Nutzen von CBD bei Fibromyalgie diskutiert. Die positiven Beobachtungen von Patienten scheinen aufgrund seiner entzündungshemmenden, schlaffördernden, angstlösenden und antidepressiven Wirkung plausibel. Zudem wird die Fibromyalgie mit dem sogenannten klinischen Endocannabinoid-Mangel in Verbindung gebracht. Dieser kann durch CBD gebessert werden.

> **!**
>
> Das Auftreten der Fibromyalgie wird mit einem Mangel an Endocannabinoiden in Verbindung gebracht.

Wie anwenden?

- Versuchen Sie zunächst frei verkäufliche CBD-Produkte wie CBD-Öle oder CBD-haltige Nutzhanftees (empfehlenswerte Sorte: Fedora).
- Hanföl und Hanfsamen sind eine wertvolle Ergänzung für die tägliche Ernährung. Sie sind reich an der entzündungshemmenden Gamma-Linolensäure.
- Sollten andere Therapien wirkungslos bleiben, kann eine Therapie mit *Dronabinol*, *Sativex* oder CBD reichen Cannabis-Blüten angedacht werden.

> **Entourage-Effekte nutzen**
>
> Das Terpen Limonen wirkt stimmungsaufhellend und kann sich positiv auf die Erkrankung auswirken. Limonenhaltige ätherische Öle für die Duftlampe liefern Zitrusfrüchte.

Grüner Star (Glaukom)

THC kann den Augeninnendruck senken, CBD den Sehnerv schützen.

So wirken Cannabinoide

Das sogenannte Kammerwasser ist für den erhöhten Augeninnendruck beim Glaukom verantwortlich. THC reduziert dessen Bildung und fördert dessen Abfluss. In einer 2006 veröffentlichten Studie waren schon geringe Dosierungen von 5 mg hilfreich. (35)

CBD kann den Sehnerv aufgrund seiner neuroprotektiven Eigenschaften schützen. Einzeldosierungen von 40 mg und mehr können jedoch zu einer kurzfristigen Zunahme des Augeninnendrucks führen. Aus diesem Grund wird eine Einnahme von CBD bei Glaukom nicht mehr empfohlen.

Wie anwenden?

Eine Therapie mit THC oder Cannabis kann angedacht werden, wenn andere Therapien unbefriedigende Ergebnisse liefern.

Herzinsuffizienz

THC und CBD können aufgrund ihrer entzündungshemmenden und antifibrotischen Eigenschaften hilfreich sein.

So wirken Cannabinoide

Cannabinoide könnten in Zukunft bei der Behandlung der Herzinsuffizienz eine größere Rolle spielen. Eine Studie zeigte, dass Patienten mit Herzinsuffizienz, die Cannabis konsumieren, ein geringeres Risiko für das Auftreten von gefährlichem Vorhofflimmer haben. (36) Eine kurzfristige Anwendung kann also nutzen, eine langjährige aber auch schaden. Eine amerikanische Untersuchung fand unter langjährigen Cannabis-Konsumenten ein höheres Auftreten von Herz-Kreislauferkrankungen. (37)

Bereits frühere Untersuchungen hatten gezeigt, dass die entzündungshemmenden Effekte von THC und CBD den Herzmuskel schützen, unter anderem nach einem Infarkt.

Besonders vielversprechend und sicher scheint der alleinige Einsatz von CBD zu sein. Das kanadische Unternehmen Cardiol Therapeutics entwickelt zurzeit ein CBD-Medikament für die Behandlung von Herzinsuffizienz.

Wie anwenden?

Versucht werden können frei verkäufliche CBD-Produkte wie CBD-Öle oder CBD-haltige Nutzhanftees (empfehlenswerte Sorte: Fedora).

Krebs

Krebswidrige Eigenschaften von Cannabinoiden

Die Schulmedizin hat bei der Behandlung der häufigsten Krebsformen enorme Fortschritte gemacht. So dürfen mittlerweile fast zwei Drittel der Betroffenen auf dauerhafte Heilung hoffen. Neue Krebsmedikamente könnten in Zukunft auch Krebserkrankungen mit schlechter Prognose heilbar machen. Nach Ansicht einiger Forscher werden auch die Cannabinoide dazu beitragen. Schon länger sind deren krebswidrigen Eigenschaften bekannt.

THC und CBD können das Absterben von Krebszellen einleiten sowie deren Wachstum und die Bildung von Metastasen hindern. Zusätzlich unterbinden sie die Versorgung einer Krebszelle mit Blutgefäßen. CBD kann Krebszellen enttarnen, so dass sie vom Immunsystem erkannt und bekämpft werden können. Au-

!

Das Dilemma: vielversprechende Ergebnisse aus Tier- und Zellstudien, aber fehlende klinische Forschung.

ßerdem schwächen CBD und THC die Reparaturmechanismen von Krebszellen, viele sind dadurch anfälliger für Chemotherapien. Diese Erkenntnisse sind vielversprechend, in ihrer Aussagekraft jedoch limitiert. Es handelt sich um Ergebnisse aus Tierstudien oder Experimenten an isolierten Zellen im Labor. Sie lassen sich nicht so einfach auf die Therapie von Menschen übertragen. Was bei einer isolierten Brustkrebszelle im Labor wirkt, muss nicht bei derselben Zelle im menschlichen Körper wirksam sein.

Damit Cannabinoide als Krebsmedikamente zugelassen werden können, müssten ihre Sicherheit und Wirksamkeit in klinischen Studien überprüft werden.

Klinische Studien an Menschen

Bis jetzt wurde leider erst eine klinische Studie veröffentlicht, die die Wirkung von Cannabinoiden als Krebsmedikament untersucht hat. An dieser nahmen neun Patienten mit einem therapieresistenten aggressiven Hirntumor (Glioblastoma multiforme) teil. Sie bekamen THC (bis zu 180 µg/Tag) über einen Katheter direkt in den Tumor verabreicht. Das Tumorwachstum konnte bei einzelnen Teilnehmern verlangsamt werden. Geheilt wurde keiner der Patienten. Der Autor der Studie, der Spanier Manuel Guzman, findet die Ergebnisse vielversprechend, warnt jedoch vor unbegründeter Hoffnung. In einem Interview mit der ARD sagte er: „Wir können nicht so naiv sein und glauben, dass Cannabinoide plötzlich jeden Krebs bei jedem Patienten heilen können. Ich würde sagen, dass es wahrscheinlich und wünschenswert ist, dass Cannabinoide in bestimmten Situationen wirken können."(38)

Die Zukunft der Cannabinoide in der Krebstherapie könnte in der Kombination mit herkömmlichen Therapien liegen. Hierzu liegt eine interessante Studie mit 21 Patienten vor, die ebenfalls unter einem schlecht behandelbaren Hirntumor litten. Ein Teil der Teilnehmer erhielt zusätzlich zur Chemotherapie das Canna-

!

Die Kombination mit Chemotherapie könnte eine interessante Einsatzmöglichkeit für Cannabinoide werden.

bis-Medikament *Sativex*. Diese Kombination konnte die Überlebenszeit im Vergleich zur reinen Chemotherapie deutlich steigern. Der Hersteller von *Sativex* fühlt sich durch diese Ergebnisse ermutigt, *Sativex* als Kombinationstherapie zur Chemotherapie auch bei anderen Krebsarten zu versuchen.

Interessante Fallstudien

In den letzten zwei Jahren wurden einige interessante Fallstudien veröffentlicht. Hierbei hatten Krebspatienten auf eigene Faust oder auf Anraten ihrer Ärzte Cannabis oder CBD zur Behandlung ihrer Erkrankung eingesetzt. Diese Fallstudien sind interessant, in ihrer Aussagekraft jedoch limitiert, da sich die Ergebnisse nicht so einfach verallgemeinern lassen. Sie unterstreichen jedoch das Potential der Cannabis-Wirkstoffe und die Notwendigkeit klinischer Forschung. Bei einzelnen Krebsformen wie beim Glioblastom und bei Brustkrebs zeigt sich ein interessantes Muster: Je aggressiver die Krebszellen, desto mehr Cannabinoid-Rezeptoren bilden sich an ihrer Oberfläche – das macht sie anfälliger für die krebswidrigen Eigenschaften der Cannabinoide.

> **!**
> Je aggressiver ein Brustkrebs oder Hirntumor, desto anfälliger scheint er für Cannabinoide zu sein.

Die meisten Fallstudien betreffen Hirntumore, vor allem das Glioblastom. Sowohl CBD als auch THC können sein Wachstum, Metastasierung und Versorgung der Krebszellen mit Blutgefäßen unterbinden. Neue Untersuchungen zeigen zudem, dass die Kombination von THC und CBD oder CBD alleine die Wirksamkeit von schulmedizinischen Therapien bei Hirntumoren erhöhen kann. (39) (40)

Eine größere Auswertung von Fallstudien wurde im Herbst 2018 veröffentlicht. Insgesamt 119 Fälle von Krebspatienten wurden untersucht, die synthetisches CBD eingenommen hatten. Fast alle hatten bereits Metastasen, 28 Teilnehmer setzten CBD als alleinige Therapie ein. Die Dosierung war relativ gering, sie lag zwischen 20 bis 60 mg CBD pro Tag. Bei einzelnen Patienten kam es zu Heilung, 26 Teilnehmer verstarben während der

Studie. Einen Einfluss von CBD auf das Tumorwachstum ließ sich jedoch bei den meisten Patienten nachweisen. (41)

Auch von Patienten mit Prostata- (42), Lungen- (43) und Eierstockkrebs (44) liegen einzelne 2019 veröffentlichte Fallstudien vor. Die Patienten hatten CBD oder Cannabis entweder als alleinige Therapie oder in Begleitung zur Chemotherapie angewandt.

Für Patienten mit Pankreaskrebs könnte es schon bald ein spezielles Cannabis-Medikament geben. Es trägt den Namen Caflanon und wird vom Unternehmen Flavocure LLC hergestellt. Caflanon zeichnet sich durch einen besonders hohen Flavonoidgehalt aus.

Vorsicht vor unbewiesenen Heilversprechen

Im Internet kursieren jede Menge Berichte, die anekdotisch aufzeigen, dass Cannabis in Einzelfällen Krebs geheilt habe. Diese Berichte sind interessant, lassen sich jedoch schlecht überprüfen und liefern meist nicht ausreichend Informationen, um die jeweiligen Auswirkungen von Cannabis auf die Krebserkrankung richtig beurteilen zu können.

!

Mit unsachlichen Heilversprechen wirbt Rick Simpson für die Therapie mit Cannabis.

Der Kanadier Rick Simpson ist die bekannteste Persönlichkeit, wenn es um die Behandlung von Krebserkrankungen mit Cannabis geht. Er propagiert hochdosiertes THC als zuverlässiges Krebsmedikament und ist von dessen Wirkung so überzeugt, dass er sogar von wirksamen schulmedizinischen Krebstherapien abrät. Ein in unseren Augen unverantwortlicher Schritt, wie ihm auch der Cannabis-Aktivist Franjo Grotenhermen in einem offenen Brief nachweist. Simpson behauptet unter anderem, dass sein Cannabisöl sehr wirksam sei und alle Krebsarten heilen könne. Diese Behauptung ist irreführend. Wie Simpson selbst sagt, geben ihm zu wenige Anwender Rückmeldung, ob das Öl geholfen habe. So ist er bis jetzt nicht imstande, seine Heilversprechen mit Daten zu untermauern.

Was Sie tun können

- Bleiben Sie auf dem Laufenden! Weitere klinische Studien zu den Möglichkeiten von Cannabis bei Krebs sind bereits geplant. Eine Möglichkeit, sich über relevante Studienergebnisse zu informieren, bietet unser Blog www.naturheilkunde-krebs.de. Dort widmen wir uns ausgiebig den therapeutischen Möglichkeiten von Cannabis für Krebspatienten und analysieren neue Studienergebnisse. Damit Sie keine Studie verpassen, können sie dort unseren kostenlosen Newsletter abonnieren.

- Bei unheilbaren oder therapieresistenten Krebserkrankungen ist der zusätzliche Einsatz von Cannabinoiden, insbesondere CBD, eine Überlegung wert. Besprechen Sie etwaige Therapieversuche mit Ihren Ärzten.

- Der mögliche Nutzen von Cannabis auf die Prognose einer Krebserkrankung mag unzureichend erforscht sein. Ausreichend untersucht sind weitere Wirkungen der Cannabinoide, von denen Krebspatienten profitieren. Werfen Sie einen Blick in die entsprechenden Abschnitte wie „Tumorschmerzen", „Nachtschweiß", „Ängste und Depressionen", „Appetitlosigkeit" oder „Schlafstörungen". Auch beim sogenannten paraneoplastischen Stiff-Person-Syndrom kann Cannabis hilfreich sein, wie eine Studie aus Florida vermuten lässt.

> **!**
>
> Keine neue Studien verpassen: Auf www.naturheilkunde-krebs.de stellen wir aktuelle Forschungsergebnisse vor.

Menstruationsbeschwerden

siehe Schmerzen

Migräne

siehe Schmerzen

Multiple Sklerose (MS)

Die Kombination von THC und CBD wird erfolgreich zur symptomatischen Behandlung von spastischen Beschwerden eingesetzt.

So wirken Cannabinoide

Seit Jahrzehnten ist bekannt, dass das Endocannabinoid-System bei spastischen Störungen stark beeinträchtigt ist. Eine Therapie mit Cannabinoiden kann dies beheben und zu einer Abnahme muskulärer Krämpfe und begleitender Beschwerden wie Schmerzen, Steifheit und Lähmungen führen. So auch bei Patienten mit Multipler Sklerose. Seit 2011 ist für die Behandlung ihrer spastischen Beschwerden das Cannabinoid-Medikament Sativex zugelassen. Mehr als ein Dutzend klinischer Studien zeigen seine gute Wirksamkeit und Verträglichkeit. (45) (46) (47)

Auch bei schwer therapierbaren spastischen Beschwerden ist *Sativex* einen Versuch wert, wie eine neue Studie zeigt. (48)

> **!**
>
> Seit 2011 ist das Medikament *Sativex* für die Behandlung der Spastik von MS-Patienten zugelassen.

Wie anwenden?

- *Sativex* kann bei entsprechenden Beschwerden vom Arzt verschrieben werden.
- Alternativ kann eine Therapie mit Cannabis-Blüten bei der Krankenkasse beantragt werden. Cannabis-Sorten mit ungefähr gleich hohen Anteilen an CBD und THC sind besonders empfehlenswert.
- Hanföl und Hanfsamen sind eine wertvolle Ergänzung für die tägliche Ernährung. Sie sind reich an der entzündungshemmenden Gamma-Linolensäure. Davon können MS-Patienten profitieren, wie eine 2015 veröffentlichte Studie mit 100 Teilnehmern feststellte.

Entourage-Effekte nutzen

Die Terpene Pinen und Myrcen verstärken die entzündungshemmenden Eigenschaften von CBD. Die Terpene finden sich im Weihrauch, der bei MS-Patienten vor allem bei kognitiven Einschränkungen hilfreich sein kann. Er hemmt auch MS-typische Entzündungsvorgänge, wie eine 2017 veröffentlichte klinische Studie des Universitätsklinikums Schleswig-Holstein feststellte.

Pinen- und myrcenhaltig sind unter anderem auch die ätherischen Öle von Wacholder und Kiefern. Ihre Verdampfung mittels einer Duftlampe kann die muskelentspannenden Effekte der Cannabinoide verstärken und so die Spastik positiv beeinflussen.

Müdigkeit

Müdigkeit kann eine Nebenwirkung von CBD sein, wenn es in hohen Dosen eingenommen wird. Niedrige Dosen wirken dagegen anregend.

So wirkt CBD

Die Wirkungen einzelner Cannabinoide scheinen oft widersprüchlich und von Mensch zu Mensch unterschiedlich. So verhält es sich auch bei der Wirkung von CBD auf die Leistungsbereitschaft. Aus Studien, die die Effekte von CBD auf das Schlafverhalten untersuchten, wissen wir, dass CBD sowohl schlaffördernde als auch anregende Wirkungen haben kann. Man geht davon aus, dass höhere Dosen eher müde machen, niedrige Dosen (ca. 15 mg CBD/Tag) dagegen anregend wirken. (49)

Die anregenden Effekte von CBD können bei Müdigkeit und leichter Erschöpfung hilfreich sein. Anwender berichten, dass sie mit CBD länger und konzentrierter arbeiten können.

Laut dem amerikanischen Cannabis-Forscher Ethan Russo kann Müdigkeit ein Symptom des klinischen Endocannabinoid-

Mangels sein. Hierbei, so die Theorie, sind einzelne Endocannabinoide wie Anandamid nicht ausreichend vorhanden. CBD kann bei einem klinischen Endocannabinoid-Mangel hilfreich sein.

In amerikanischen Bundesstaaten, in denen Cannabis für jeden Erwachsenen legal zu kaufen ist, setzen immer mehr Sportler niedrig dosiertes Cannabis ein, um ihre Leistung zu steigern. Hierbei sollen die schmerzstillenden und entzündungshemmenden Effekte der Cannabinoide eine Rolle spielen. Zudem helfen sie bei Müdigkeit und steigern die Motivation, indem sie zum Beispiel das Auftreten von Glücksgefühlen bei sportlicher Betätigung, wie dem Runner's High, erleichtern. CBD allein kann ähnliche Effekte haben, weswegen auch bei uns immer mehr Sportler CBD-Produkte konsumieren.

Wie anwenden?

- CBD-haltige Produkte können zur Leistungssteigerung und zur Behandlung von Müdigkeit eingesetzt werden. Die Dosierung muss individuell gefunden werden. Unserer Erfahrung nach geht dies am einfachsten mit CBD-Ölen. Beginnen Sie zunächst mit einer niedrigen Dosierung (ca. 10 mg CBD/Tag) und steigern Sie diese langsam. Auch Nutzhanftees (empfehlenswerte Sorte: Fedora) können versucht werden.

- Unterstützend kann die Einnahme von Rosenwurz-Präparaten wie *Rhodiolan* hilfreich sein. Die anregenden und adaptogenen Effekte der Rosenwurz wurden unter anderem in Studien mit Nachtschichtarbeitern oder Burnout-Patienten nachgewiesen.

- Werfen Sie auch einen Blick in die Abschnitte „Stress" und „Schlafstörungen".

Entourage-Effekte nutzen

Limonenhaltige ätherische Öle machen wach. Für eine Anwendung in der Duftlampe empfehlen wir das ätherische Öl der Grapefruit. Es wirkt anregend, stimmungsaufhellend und fördert die Konzentration.

Das ätherische Öl des Rosmarins kann bei Menschen hilfreich sein, die einen niedrigen Blutdruck haben oder denen es schwerfällt, morgens wach zu werden.

Zu Entourage-Effekten kommt es auch durch die Einnahme von koffeinhaltigen Getränken wie Kaffee. Koffein besetzt die sogenannten Adenosin-Rezeptoren im Gehirn, das wiederum scheint das Endocannabinoid-System und die Wirkung des körpereigenen Anandamids und von CBD zu verstärken. CBD hingegen kann einige Nebenwirkungen von Koffein lindern, so kann CBD Unruhe und Nervosität durch Kaffeekonsum lindern. Diese synergistischen Wirkungen erklären den neuen Hype „CBD-Kaffee". In ersten CBD-Cafés wie dem Café Canna in Berlin werden Kaffeespezialitäten mit CBD-Tropfen verfeinert.

Das können Sie auch zuhause: Geben Sie ein paar Tropfen Ihres CBD-Öls in Ihren Kaffee. Die Zugabe von etwas fetthaltiger Milch oder Sahne fördert die Aufnahme von CBD und verzögert die Aufnahme von Koffein – das kann für eine gleichmäßige und ausgewogene Wirkung von Koffein und CBD sorgen.

Nachtschweiß/übermäßiges Schwitzen

Cannabis kann eine gesteigerte Schweißproduktion beeinflussen.

So wirken Cannabinoide

Bei verschiedenen Hauterkrankungen werden Cannabinoide als mögliche Heilmittel untersucht. Schließlich wirken sie über die Endocannabinoid-Rezeptoren der Haut direkt auf den Hautstoffwechsel. Dadurch können Cannabinoide, insbesondere THC, auch die Schweißproduktion regulieren.

> **!**
>
> Hinter anhaltender Müdigkeit könnte ein klinischer Endocannabinoid-Mangel stecken.

Cannabis wurde schon bereits mehrfach bei übermäßigem Schwitzen (Hyperhidrose) versucht – oft mit gutem Erfolg. Es wirkt dabei ähnlich wie der oft verschriebene Wirkstoff Bornaprin. Wie Bornaprin kann Cannabis die Wirkung des Neurotransmitters Acetylcholin hemmen.

Auch bei Nachtschweiß könnte Cannabis eine Option sein. Eine 2019 von der Universität von San Francisco veröffentlichte Auswertung beschreibt die Fälle von fünf Krebspatienten, die zwischen 2013 und 2016 Dronabinol gegen Nachtschweiß eingenommen haben. Sowohl die Intensität als auch die Häufigkeit der Nachtschweiße verringerten sich. (50)

Wie anwenden?

Wenn andere Therapien erfolglos sind, kann bei übermäßigem Schwitzen oder Nachtschweiß eine Therapie mit Cannabis oder Dronabinol angedacht werden. Dass die Krankenkassen die Kosten dafür übernehmen, ist nicht ganz aussichtslos. Schon vor 2017 erteilte das BfArM Ausnahmegenehmigungen für die Cannabis-Therapie bei der Diagnose Hyperhidrose.

Neurodermitis (atopisches Ekzem)

Über das Endocannabinoid-System und durch ungesättigte Fettsäuren aus den Hanfsamen kann bei der Neurodermitis das komplexe Krankheitsgeschehen positiv beeinflusst werden.

> **!**
>
> Nicht nur auf die Haut, sondern auch auf Immunzellen und die Psyche wirkt CBD.

So wirkt CBD

Cannabinoide wie CBD wirken bei Neurodermitis-Patienten auf die Cannabinoid-Rezeptoren in der Haut, auf das Immunsystem und die Psyche. In der Haut fördert CBD die Aktivität der Endocannabinoide Anandamid und 2-AG. Diese beeinflussen das Krankheitsgeschehen auf dreierlei Weise: Sie hemmen Entzündungsvorgänge in der Oberhaut und überaktive Immunzellen. Sie hindern die Weiterleitung von Schmerz und Juckreiz an den sogenannten C-Nervenfasern der Haut. Sie fördern die Bildung von Fettsäuren in den Talgdrüsen, was bei trockener Haut hilfreich sein kann.

Eine finnische Studie mit 20 Neurodermitis-Patienten zeigte, dass der tägliche Genuss von Hanföl Juckreiz lindert und Hauttrockenheit verbessert. (51) Dies wird vor allem auf den hohen Gehalt an Gamma-Linolensäure zurückgeführt. Diese mehrfach ungesättigte Fettsäure findet sich unter anderem in Borretschöl, Nachtkerzenöl oder Hanföl.

Wie anwenden?

- Empfehlenswert ist die regelmäßige innerliche Einnahme frei verkäuflicher CBD-Produkte wie CBD-Tropfen oder CBD-haltiger Nutzhanftee.
- Hanföl und Hanfsamen sollten regelmäßig verzehrt werden. An betroffenen Stellen kann zudem die äußerliche Anwendung von Hanföl versucht werden. Dem Hanföl können hierfür CBD-Tropfen hinzugegeben werden. Für die äußerliche Anwendung können auch CBD-haltige Salben wie *Zemadol* von der Firma Cibdol verwendet werden.
- Bei sehr schweren Krankheitsverläufen kann eine Therapie mit THC-haltigem Cannabis versucht werden. Eine Kostenübernahme durch die Krankenkasse ist zwar wenig wahrscheinlich. Andererseits wurden vor 2017 Ausnahmegenehmigungen für Patienten mit Neurodermitis durch die Bundesopiumstelle erteilt. Als besonders günstig bei Neurodermitis gelten Cannabis-indica-Sorten.

PEA, eine körpereigene Fettsäure gegen den Juckreiz
Eine besondere Fettsäure, die bei der Behandlung von Juckreiz eine Rolle spielt, ist das sogenannte Palmitoylethanolamid (PEA). PEA beeinflusst den Stoffwechsel der Endocannabinoide und kann damit Juckreiz reduzieren. Für Neurodermitis-Patienten sind PEA-haltige Pflegeprodukte wie *Physiogel A.I. Creme* eine interessante Option.

Parkinson-Krankheit

CBD kann allein oder in Verbindung mit THC hilfreich sein.

So wirken Cannabinoide

CBD wirkt neuroprotektiv, das heißt, es kann das Absterben von Nervenzellen verzögern. Dies kann bei der Parkinson-Krankheit den Krankheitsverlauf verlangsamen und die Lebensqualität der Patienten verbessern. Eine Steigerung der Lebensqualität durch CBD konnte in einer 2014 veröffentlichten Studie demonstriert werden. (52)

Am effektivsten scheint die Kombination von THC und CBD zu sein, wie einzelne Studien zeigten. Bei zwei israelischen Studien aus den Jahren 2014 und 2017 führte die Inhalation von Cannabis zu einer Verbesserung des Schlafes und zu einer Abnahme von Schmerzen, Depressionen, Muskelsteifheit (Rigor) und Zittern (Tremor). (53) (54)

CBG ist aufgrund seiner neuroprotektiven Wirkung interessant.

Wie anwenden?

- Empfehlenswert ist die regelmäßige innerliche Einnahme frei verkäuflicher CBD-Produkte wie CBD-Tropfen oder CBD-haltige Nutzhanftees.
- Eine Alternative sind frei verkäufliche CBG-Produkte wie CBG-Öle oder CBG-reiche Nutzhanftees.

- Bei schweren Bewegungsstörungen und Schmerzen sollte CBD mit THC kombiniert werden. Eine Kostenübernahme durch die Krankenkasse für Cannabis oder cannabinoidhaltige Medikamente wie *Sativex* kann versucht werden.

!

Bei schweren Bewegungsstörungen und Schmerzen sollte CBD mit THC kombiniert werden.

Posttraumatische Belastungsstörung (PTBS)

Cannabinoide interagieren mit Endocannabinoid-Rezeptoren in der sogenannten Amygdala. Hierbei handelt es sich um ein Teilgebiet des Gehirns, in dem Ängste, traumatische Erinnerungen und die Emotionen in Stresssituationen kontrolliert werden.

So wirken Cannabinoide

Zahlreiche Patienten mit PTBS profitieren von der Behandlung mit Cannabis. Einzelne Untersuchungen konnten dies belegen, unter anderem eine Studie mit 104 Patienten, bei der die Teilnehmer weniger unter Alpträumen litten und besser durchschliefen. (55) Ähnliche Ergebnisse lieferte eine israelische Studie. Hierbei besserten 10 mg THC täglich deutlich Angstzustände, Lebens- und Schlafqualität der Betroffenen. (56) Eine 2019 veröffentlichte kanadische Auswertung zeigte, dass Cannabis dazu beitragen kann, das Auftreten von Depression und Selbstmordgedanken bei Personen mit PTBS zu senken. (57)

Auch CBD kann aufgrund seiner antidepressiven und angstlösenden Eigenschaften hilfreich sein. Zudem reguliert CBD die Verknüpfung von Emotionen und Gedächtnisinhalten und erleichtert das Vergessen angstmachender Erinnerungen. Für den Einsatz von CBD bei PTBS spricht eine Reihe gut dokumentierter Fallstudien, bei denen Betroffene von der Kombination von CBD und psychologischer Therapie profitierten. (58)

!

CBD kann beim Vergessen traumatischer Erlebnisse helfen.

Wie anwenden?

- Zunächst können frei verkäufliche CBD-Produkte wie CBD-Tropfen oder CBD-haltiger Nutzhanftee (empfehlenswerte Sorte: Fedora) versucht werden. Diese sollten möglichst THC-frei sein.
- Einer Therapie mit Cannabis oder THC stehen leider noch die Vorbehalte der Krankenkassen entgegen.

Entourage-Effekte nutzen

Das Terpen Linalool verstärkt die entspannenden Effekte von CBD. Linalool kann dem Körper mittels dem ätherischen Lavendelöl (über Duftlampe oder in Kapselform: *Lasea*) zugeführt werden.

Limonen kann die angstlösenden Eigenschaften von CBD und THC verstärken. Limonen findet sich ebenfalls im ätherischen Lavendelöl und im angstlösenden Baldrian, der in Form von Kapseln erhältlich ist.

Psoriasis (Schuppenflechte)

Cannabinoide wie CBD können sich positiv auf den Hautstoffwechsel und das Immunsystem auswirken und Entzündungen und Schmerzen lindern. Hanföl hilft bei trockener Haut und Juckreiz.

So wirken Cannabinoide

Bei Psoriasis-Patienten kommt es bei befallenen Hautstellen zu einer beschleunigten und vermehrten Verhornung der Haut. Die Aktivität der daran beteiligten hornbildenden Zellen (Keratinozyten) kann einer 2007 veröffentlichten Studie zufolge mit den Cannabinoiden THC, CBD, CBG und CBN gehemmt werden. Die Autoren der Studie sehen hierin ein großes Potenzial für die Entwicklung neuer Psoriasis-Medikamente. (59)

Es kann angenommen werden, dass CBD auch einen regulierenden Effekt auf das Immunsystem und das Nervensystem von Psoriasis-Patienten hat.

Kommt es zu schmerzhaften Entzündungen der Gelenke oder der Wirbelsäule, kann CBD hilfreich sein. Im Vergleich zu THC zeigt sich CBD besonders bei Schmerzen erfolgreich, die durch Entzündungen bedingt sind.

Schon länger wird vermutet, dass ungesättigte Fettsäuren die Krankheit positiv beeinflussen. Öl aus Hanfsamen scheint besonders günstig zu sein. Seine positive Wirkung auf den Hautstoffwechsel und die Hautfeuchtigkeit zeigte eine 2004 veröffentlichte Studie mit Neurodermitis-Patienten. Die ungesättigten Fettsäuren verbessern die Trockenheit der Haut und helfen damit, Juckreiz zu reduzieren. (51)

> **PEA, eine körpereigene Fettsäure gegen den Juckreiz**
> Eine besondere Fettsäure für die Behandlung von Juckreiz ist das sogenannte Palmitoylethanolamid (PEA). PEA wird vom Körper selbst hergestellt und wirkt sich auf den Stoffwechsel der Endocannabinoide aus. Studien zeigen, dass PEA Juckreiz deutlich reduzieren kann und dass dieser Effekt durch CBD verstärkt wird. Für Psoriasis-Patienten sind PEA-haltige Pflegeprodukte wie *Physiogel A.I. Creme* eine interessante Option.

Wie anwenden?

- Psoriasis-Patienten können zu frei verkäuflichen CBD- oder CBG-Produkten greifen. CBD und CBG finden sich in nennenswerter Menge auch in der Nutzhanfsorte Santhica, deren Blüten für die Teeherstellung erworben werden können.
- Für die äußerliche Anwendung können CBD-haltige Salben wie *Soridol* von der Firma Cibdol verwendet werden.

> **!**
>
> Unterstützend ist die zusätzliche Einnahme von Hanföl sinnvoll.

- Bei besonders starken Gelenkschmerzen kann mit dem Arzt über die Verschreibung THC-haltiger Medikamente oder THC-haltiger Cannabis-Blüten gesprochen werden.
- Unterstützend sind die zusätzliche Einnahme von Hanföl und die Verwendung von Hanfsamen in der Küche sinnvoll.

Entourage-Effekte nutzen

Essen Sie regelmäßig frische oder getrocknete Mangos. Sie enthalten das Terpen Myrcen, das die beruhigenden Effekte von diversen Cannabinoiden auf den Hautstoffwechsel verstärkt. Zusätzlich kann ab und zu abends ein Bad mit dem myrcenhaltigen Hopfen versucht werden. Übergießen Sie hierfür 50 g Hopfenzapfen mit drei Liter kochendem Wasser und lassen Sie sie zugedeckt zehn Minuten lang ziehen. Seihen Sie die Mischung ab und geben Sie sie zu Ihrem Badewasser.

Bei Gelenkbeteiligung können linaloolhaltige Heilpflanzen wie Ingwer die schmerzstillenden Effekte von CBD fördern. Hierfür sind Ingwer-Extrakte wie *IngwerPURE* oder *Zintona* empfehlenswert.

Psychose

CBD wirkt über die Interaktion mit diversen Rezeptoren im Gehirn antipsychotisch.

So wirkt CBD

Schon länger sind die antipsychotischen Effekte von CBD bekannt, die unter anderem bei der Behandlung von Schizophrenie-Patienten diskutiert werden (siehe „Schizophrenie"). Eine englische Studie demonstrierte den antipsychotischen Effekt bei 16 Patienten mit Psychosen. Schon eine einmalige Dosis von 600 mg CBD führte zu einer deutlichen Beruhigung von Hirnarealen, die bei psychotischem Erleben typischerweise gesteigerte Aktivität aufweisen. (60)

Bei einer ersten Studie mit Patienten, die unter Verfolgungswahn litten, zeigte sich leider keine Verbesserung durch die Einnahme von CBD. (61)

Wie anwenden?

In der besprochenen Studie wurden sehr hohe CBD-Dosierungen verwendet. Solch hohe Dosierungen sind leider sehr kostspielig. In Absprache mit dem Arzt kann die Einnahme frei verkäuflicher CBD-Öle versucht werden. Die Dosierung kann deutlich niedriger angesetzt werden, wenn die Öle auch reich an Terpenen sind. Sie sollten jedoch möglichst THC-frei sein.

Raucherentwöhnung

CBD senkt das Verlangen nach Nikotin und lindert die typischen Nebenwirkungen einer Raucherentwöhnung.

So wirkt CBD

Seit beinahe 20 Jahren ist bekannt, dass über eine Interaktion mit dem CB1-Rezeptor Entzugserscheinungen gemildert und krankhafte Abhängigkeiten positiv beeinflusst werden. Diesen Umstand wollte sich das französische Pharmaunternehmen Sanofi-Aventis zunutze machen. Es entwickelte den Arzneistoff Rimonabant, der auf das Endocannabinoid-System einwirkt und zur Raucherentwöhnung eingesetzt werden sollte. Rimonabant zeigte sich in der Folge vor allem als Appetitzügler erfolgreich. Aufgrund starker psychischer Nebenwirkungen ist der Wirkstoff mittlerweile nicht mehr erhältlich.

Wir können das Endocannabinoid-System zum Glück auch ohne Nebenwirkungen beeinflussen. CBD zeigte sich in verschie-

> **!**
> Über das Endocannabinoid-System können Abhängigkeiten beeinflusst werden.

denen Tierstudien und in klinischen Studien bei der Behandlung von Abhängigkeiten erfolgreich. 2013 wurde eine erste klinische Studie mit CBD bei Rauchern durchgeführt. Die Teilnehmer, die CBD bekamen, rauchten während des Versuchszeitraums beinahe halb so wenig wie die Vergleichsgruppe. (62)

CBD hat bei Personen, die mit dem Rauchen aufhören möchten, verschiedene positive Effekte:

- CBD senkt das Verlangen nach Nikotin.
- CBD kann sich positiv auf typische Entzugserscheinungen auswirken. Dazu zählen unter anderem Schlafstörungen, Müdigkeit, Niedergeschlagenheit, Gereiztheit und gesteigerter Appetit.

Wie anwenden?

- Sie können CBD-Öle oder Nutzhanftees (empfehlenswerte Sorte: Fedora) dazu einsetzen, um die tägliche Zigarettenmenge langsam zu reduzieren.
- Wer mit dem Rauchen aufhören will, dem empfehlen wir jedoch, nicht lange zu zögern. Setzen Sie sich eine Frist von zwei Wochen, in denen Sie weniger rauchen, und hören Sie dann komplett auf. Ihr Vorhaben können Sie mit CBD-Ölen oder CBD-haltigen Nutzhanftees unterstützen.

Entourage-Effekte nutzen mit Raucherentwöhnungs-Tee

Unterstützend kann die Einnahme der folgenden Teemischung hilfreich sein:

- 30 g Passionsblumenkraut
- 30 g Melissenkraut
- 30 g Zimtrinde
- 30 g Spitzwegerichkraut
- 15 g Hopfenzapfen

Spitzwegerich fördert die Regeneration des Lungengewebes. Passionsblume hat sich bei der Entwöhnung von Suchtmitteln bewährt und beruhigt zusammen mit Melisse das vegetative Nervensystem. Zimt, Melisse und Hopfen sind reich an dem Terpen Caryophyllen, das den entwöhnungsfördernden Effekt von CBD verstärkt.

Bereiten Sie sich zweimal täglich einen Tee mit dieser Mischung zu. Überbrühen Sie hierfür einen Esslöffel der Mischung mit einem Viertelliter siedendem Wasser und lassen den Tee zugedeckt 15 Minuten lang ziehen.

Ätherisches Zimtöl kann auch mit einer Duftlampe eingesetzt werden.

Reizdarmsyndrom

THC und CBD können hilfreich sein. Sie beeinflussen den sogenannten Endocannabinoid-Mangel, der hinter dem Reizdarmsyndrom vermutet wird.

So wirken Cannabinoide

Beim Entstehen des Reizdarmsyndroms soll ein klinischer Endocannabinoid-Mangel eine Rolle spielen. Dies würde die Verbindung von Symptomen des Magen-Darm-Traktes mit seelischen Beschwerden wie Ängsten und Depressionen und die Verschlechterung der Erkrankung bei Stress erklären.

Die drei bisherigen Patientenstudien wurden ausschließlich mit THC (Dronabinol) durchgeführt. THC beeinflusste die Häufigkeit und Intensität von Durchfällen, Schmerzen, Appetit und gedrückter Stimmung positiv. (63)

CBD steigert die Aktivität des Endocannabinoids Anandamid und kann daher beim Reizdarmsyndrom hilfreich sein. Dafür sprechen auch seine entzündungshemmenden, schlaffördernden und antidepressiven Eigenschaften.

> ❗ CBD kann unter anderem durch die Beeinflussung des Endocannabinoids Anandamid hilfreich sein.

Wie anwenden?

- Frei verkäufliche CBD-Produkte wie CBD-Öle oder CBD-haltige Nutzhanftees (geeignete Sorte: Fedora) sind empfehlenswert.
- Zahlreiche Patienten berichten, dass ihnen THC-haltiges Cannabis geholfen habe. Eine Kostenübernahme durch die Krankenkasse erscheint momentan noch aussichtslos.

Entourage-Effekte nutzen
Das stark linaloolhaltige ätherische Basilikumöl kann die beruhigenden Effekte der Cannabinoide verstärken. Es eignet sich für die Duftlampe. Zusätzlich können Sie zwei Tropfen dieses Öls mit einem Teelöffel fettem Johanniskrautöl mischen und Ihren Bauch damit massieren. Nicht während der Schwangerschaft anwenden!

Regelschmerzen

siehe Schmerzen

Restless-Legs-Syndrom

Beim Syndrom der unruhigen Beine können die Cannabinoide THC und CBD bei Schmerzen, Missempfindungen und Schlafstörungen hilfreich sein.

So wirkt Cannabis

An einer 2017 veröffentlichten französischen Studie nahmen sechs Patienten mit therapieresistentem Restless-Legs-Syndrom teil. Fünf inhalierten Cannabis, einer nahm CBD-Produkte zu sich. Alle Teilnehmer verspürten eine deutliche Besserung ihrer Symptome, einer fühlte sich sogar geheilt. Diese Effekte können durch die entzündungshemmenden, schmerzstillenden und schlaffördernden Effekte von THC und CBD erklärt werden. Zusätzlich beeinflusst THC den Dopaminhaushalt, der bei dieser Erkrankung typischerweise eine Rolle spielt.

> **!**
> Eine Studie mit sechs Patienten zeigte positive Wirkungen von CBD und THC.

Wie anwenden?

- Zunächst können frei verkäufliche CBD-Produkte versucht werden.
- Bringt der alleinige Einsatz von CBD keine Besserung, kann der Einsatz von Kombinationspräparaten wie *Sativex* oder CBD-reichen Cannabis-Sorten angedacht werden. Eine Kostenübernahme durch die Krankenkassen kann erfolgreich sein, wenn andere Therapiemaßnahmen wirkungslos sind.

Schizophrenie

Das Endocannabinoid Anandamid wirkt antipsychotisch. CBD bremst den Abbau von Anandamid.

So wirkt CBD

Beim Krankheitsbild der Schizophrenie spielen verschiedene Botenstoffe eine Rolle. Mit von der Partie sind auch die Endocannabinoide, wie neueste Forschungsergebnisse zeigen. Die Rolle des Endocannabinoid-Systems bei der Schizophrenie-Erkrankung kann von außen beeinflusst werden. THC kann – wie auch bei Gesunden – psychotische Symptome auslösen oder verstärken. THC ist damit für Schizophrenie-Patienten grundsätzlich tabu.

Das Endocannabinoid Anandamid beeinflusst auch unsere psychische Gesundheit.

CBD hingegen kann hilfreich sein, wie eine Kölner Studie mit 42 Patienten feststellte. Diese erhielten täglich bis zu 800 mg CBD. CBD konnte die psychotischen Symptome der Teilnehmer genauso günstig beeinflussen wie das gängige Medikament *Amilsuprid*. Hierbei zeigte sich, dass die Einnahme von CBD ein Enzym hemmt, das das Endocannabinoid Anandamid abbaut. Die daraus resultierenden hohen Anandamid-Werte scheinen einen antipsychotischen Effekt zu haben. (65) In einer englischen Studie konnte CBD als Ergänzung zur schulmedizinischen Therapie nach sechs Wochen die psychotischen Symptome von Schizophrenie-Patienten lindern. (66)

Wie anwenden?

In den besprochenen Studien wurden sehr hohe CBD-Dosierungen verwendet. Solch hohe Dosierungen sind leider sehr kostspielig. In Absprache mit dem Arzt kann die Einnahme frei verkäuflicher CBD-Öle versucht werden. Die Dosierung kann deutlich niedriger angesetzt werden, wenn die Öle auch reich an Terpenen sind. Sie sollten jedoch möglichst THC-frei sein.

Schmerzen

Cannabinoide werden vor allem wegen ihrer schmerzstillenden Wirkung verschrieben. Eine Umfrage aus dem Jahr 2006 ergab, dass über 80 Prozent der Patienten in Kalifornien Cannabinoide aufgrund von Schmerzen einnehmen.

Cannabinoide können bei Schmerzen in Betracht gezogen werden, bei denen herkömmliche Schmerzmittel unzureichend wirken oder starke Nebenwirkungen verursachen.

So wirken Cannabinoide

Cannabinoide werden bei verschiedenen chronischen Schmerzformen eingesetzt, bei akuten Schmerzen sind sie oft wirkungslos.

THC hemmt die Schmerzweiterleitung in Gehirn und Rückenmark und verändert die Schmerzwahrnehmung – unter anderem im limbischen System. Mehrere klinische Studien belegen, dass THC allein oder in Kombination mit CBD eine wirkungsvolle Option bei sogenannten neuropathischen Schmerzen ist. (67) (68) (69) So werden Schmerzen bezeichnet, die aufgrund von Beeinträchtigungen von Nervenfasern entstehen. Diese können aufgrund von Verletzungen (Tumorschmerzen, Bandscheibenvorfälle), Entzündungen (Gürtelrose, Multiple Sklerose, Borreliose, HIV-Infektionen), Vergiftungen des Nervengewebes (Chemotherapie, Alkohol) oder im Rahmen von Stoffwechselstörungen (Diabetes) auftreten.

Chronische Schmerzen gehen oft mit Depressionen und Ängsten einher. Diese konnte Cannabis in einer Studie mit 338 Schmerzpatienten lindern. (21)

Hinter schmerzhaften Erkrankungen wie Migräne, Fibromyalgie, Reizdarmsyndrom oder Menstruationsbeschwerden wird ein sogenannter klinischer Endocannabinoid-Mangel vermutet. Dieser kann mit der Gabe von CBD gebessert werden. (63) Einer Studie aus Colorado aus dem Jahr 2016 zufolge zeigte Cannabis bei

40 Prozent der teilnehmenden Migräne-Patienten positive Wirkungen. (70) CBD-reiche Cannabis-Blüten zeigten sich bei einer Studie mit Fibromyalgie-Patienten wirksam. (34)

CBD demonstrierte seine schmerzstillende Wirkung auch bei mehreren Patienten nach einer Nierentransplantation. (71) Womöglich ist der Wirkstoff damit eine gute Option bei der Behandlung von postoperativen Schmerzen.

Bei Regelschmerzen können die entzündungshemmenden Eigenschaften verschiedener Cannabinoide hilfreich sein. In den USA sind aus diesem Grund mittlerweile Cannabis-Tampons und Cannabis-Zäpfchen für die Behandlung von Regelschmerzen erhältlich. Aber auch die alleinige Einnahme von CBD kann hilfreich sein, hierbei dürfte auch seine stimmungsaufhellende Wirkung eine Rolle spielen.

Viele Kopfschmerz- und Migränepatienten in den USA nehmen mittlerweile Cannabis ein. Mithilfe einer App erfassten Wissenschaftler der Washington State University die Wirksamkeit der Therapie mit Cannabis. Ihre Ende 2019 veröffentlichte Publikation zeigte einen Rückgang der Beschwerden bei fast der Hälfte der Anwendungen.

THC ist eine wichtige Option in der Therapie mit schmerzstillenden Opioiden. THC kann die Wirkung von Opioiden verstärken. Die begleitende Gabe von Cannabis kann dabei helfen, Opioide einzusparen, wie diverse Forschergruppen berichten. (72)

> **!**
>
> THC verbessert die Wirkung von Opioiden. So müssen sie nicht in sehr hohen Dosen angewandt werden.

Wie anwenden?

- Wird der Schmerz durch Entzündungen hervorgerufen, sind CBD-Öle oder CBD-reiches Cannabis eine gute Option. Auch Pinen- und Myrcen-reiche Nutzhanftee-Sorten wie Finola sind eine Überlegung wert.
- CBD kann bei den oben erwähnten Erkrankungen, die auf einen klinischen Endocannabinoid-Mangel hinweisen, versucht werden.

- Bei neuropathischen Schmerzen sollte THC allein oder in Kombination mit CBD eingesetzt werden.
- Werfen Sie gegebenenfalls auch einen Blick in die Abschnitte „Fibromyalgie", „Tumorschmerzen", „Restless-Legs-Syndrom", „Reizdarmsyndrom" oder „Entzündliche Gelenkerkrankung".
- Bei Schmerzen des Bewegungsapparates wie zum Beispiel Knie- oder Rückenschmerzen ist zudem die äußere Anwendung von CBD, etwa in Form von liposomalen Cremes, eine Option.

Entourage-Effekte nutzen

Die Terpene Pinen und Myrcen verstärken die entzündungshemmenden Eigenschaften von CBD. Beide Terpene finden sich im Weihrauch, der eine sinnvolle Ergänzung bei entzündlichen Erkrankungen sein kann.

Das Terpen Linalool kann bei Nervenschmerzen lindernd wirken und die Schmerzwahrnehmung beeinflussen. Das linaloolhaltige ätherische Öl des Lavendels kann entweder in Kapselform (*Lasea*) oder mit einer Duftlampe angewandt werden. Zusätzlich können Sie mit ätherischem Lavendelöl ein schmerzlinderndes Massageöl zubereiten. Mischen Sie hierfür acht Tropfen Lavendelöl mit 50 ml fettem Johanniskrautöl (Rotöl).

Schlafapnoe-Syndrom

THC kann beim Schlafapnoe-Syndrom hilfreich sein.

So wirkt THC

In einer Studie der Universitäten von Illinois und Chicago nahmen 73 Patienten mit mittelschwerem oder schwerem Schlafapnoe-Syndrom teil. Ein Drittel der Teilnehmer erhielt ein Placebo, ein Drittel eine kleine Dosis (2,5 mg/Tag), ein weiteres

!

THC kann den Schlaf und die Atmung verbessern und die Anzahl der Atemstörungen reduzieren.

Drittel eine höhere Dosis (10 mg/Tag) synthetisches THC (Dronabinol). Bei einer Tagesdosis von 10 mg konnte der Schweregrad der Erkrankung um 33 Prozent reduziert werden. Die Teilnehmer schliefen dank Dronabinol tiefer, bekamen besser Luft und waren weniger von Atemstillständen betroffen. (73) Diese Ergebnisse sind vor allem deshalb interessant, weil THC in erster Linie über den Gehirnstoffwechsel beim Schlafapnoe-Syndrom wirkt. Bisherige medikamentöse Behandlungen konzentrierten sich vorwiegend auf die Atemwege.

Wie anwenden?

Wenn andere Therapien nicht wirksam sind, kann ein Versuch mit Dronabinol oder Cannabis-Blüten eine Option sein.

Entourage-Effekte nutzen

Das Terpen Pinen kann zusammen mit THC die Atmung erleichtern. Sie können abends eine Tasse pinenhaltigen griechischen Bergtee trinken. Für die Anwendung in der Duftlampe ist das pinenhaltige ätherische Öl der Kiefernnadeln einen Versuch wert.

Schlafstörungen

CBD kann bei Einschlaf- und Durchschlafstörungen hilfreich sein.

So helfen Cannabinoide

CBD ist bisherigen Untersuchungen zufolge vor allem bei Durchschlafstörungen hilfreich. So zum Beispiel bei der sogenannten REM-Schlaf-Verhaltensstörung. Die Störung tritt vor allem in der zweiten Nachthälfte auf. Betroffene bewegen sich unruhig und haben sehr lebhafte Träume, in denen sie sich typischerweise gegen Bedrohungen verteidigen müssen.

Es finden sich viele übereinstimmende Berichte, dass CBD zum intensiveren Träumen anregen kann. Auf der anderen Seite scheint CBD vor belastenden Alpträumen zu schützen. Dies konnte in einer Studie mit Patienten, die an der sogenannten posttraumatischen Belastungsstörung litten, festgestellt werden. (58) Im Gegensatz zu anderen Beruhigungsmitteln, beeinträchtigt CBD nicht die Schlafqualität, wie eine brasilianische Studie zeigte. (74)

Bei Einschlafstörungen ist CBD vor allem dann hilfreich, wenn diese von Anspannung oder Ängsten begleitet sind. Dosierungen ab 20 mg sind empfehlenswert. Niedrige Dosierungen wirken meist anregend und können bei Einschlafstörungen eher kontraproduktiv sein.

Viele Personen nutzen THC-haltiges Cannabis als Einschlafmittel. Aufgrund seiner entspannenden Wirkung kann THC den Übertritt in den Schlaf erleichtern. THC allein ist jedoch kein ideales Schlafmittel. Zum einen kann es zu Unruhezuständen führen, zum anderen wird der Schlaf unter THC oft als wenig erholsam und traumlos empfunden. Morgens können Benommenheit und Schläfrigkeit auftreten. Eine Studie aus Kalifornien demonstrierte, dass Patienten mit Alpträumen Sativa-Sorten bevorzugten, Probanden mit anderen Schlafproblemen hingegen CBD-reiche Indica-Sorten. (75)

Wird nach einem längeren Einnahmezeitraum Cannabis plötzlich nicht mehr konsumiert, können Schlafstörungen auftreten. Bei diesen kann *Sativex* hilfreich sein, wie eine Studie zeigt. (76)

Wie anwenden?

- Wer an Einschlafstörungen leidet, kann es mit CBD-haltigem Tee aus Nutzhanf-Blüten versuchen. Besonders empfehlenswert ist hierfür die Myrcen-reiche Sorte Finola. Reines CBD oder terpenarme CBD-Öle sind eher nicht zu empfehlen, da diese anregend wirken können.

! THC führt eher zu traumlosem Schlaf, CBD eher zu intensivem Träumen.

! Bei Einschlafstörungen haben sich Cannabis-Sorten vom Indica-Typ bewährt.

- Bei Durchschlafstörungen können CBD-Öle oder Nutzhanftees (Sorte Finola) versucht werden.
- Mittlerweile im Handel erhältlich ist die Kombination von CBD und dem schlaffördernden Melatonin, zum Beispiel im Präparat *Meladol* der Firma Cibdol.
- THC ist vor allem bei Einschlafstörungen, die mit Schmerzen einhergehen (siehe Restless-Legs-Syndrom), oder Atemstörungen (siehe Schlafapnoe-Syndrom) eine Überlegung wert. Am besten scheinen dann Cannabis-Sorten vom Indica-Typ zu funktionieren, die auch einen nennenswerten CBD-Gehalt aufweisen.

Entourage-Effekte nutzen

Das Terpen Myrcen verstärkt die schlaffördernden Effekte von CBD. Sie können in Ihren abendlichen Nutzhanftee myrcenhaltige Hopfenzapfen mischen. Vielleicht möchten Sie auch ein entspannendes Hopfenbad genießen? Übergießen Sie hierfür 50 g Hopfenzapfen mit drei Liter kochendem Wasser und lassen Sie sie zugedeckt zehn Minuten lang ziehen. Seihen Sie die Mischung ab und geben Sie sie zu Ihrem Badewasser.

Eine andere Möglichkeit, Hopfen zu konsumieren, ist Bier. Bier kann dabei helfen, abends zu entspannen, wie etwa eine Studie mit Krankenschwestern zeigte, die alkoholfreies Bier konsumierten. Unser Tipp: Geben Sie ein paar Tropfen Ihres CBD-Öls in das Bier.

Wenn Ängste den Schlaf stören, ist das Terpen Linalool empfehlenswert. Es verstärkt die angstlösenden Effekte von CBD. Linaloolhaltiges Lavendelöl kann in Form von Kapseln (*Lasea*) oder mit der Duftlampe angewandt werden.

Schuppenflechte

siehe Psoriasis

Sport

siehe Müdigkeit

Stress (chronischer)

CBD kann dem Körper helfen, das innere Gleichgewicht bei Dauerstress wiederzufinden.

So hilft CBD

Stress versetzt den Körper in Alarmbereitschaft. Das kann in einzelnen Situationen hilfreich sein. Die vielfältigen Dauerbelastungen unseres hektischen Alltags und unserer modernen Arbeitswelt führen bei vielen jedoch zu einem andauernden Alarmzustand. Wenn ausreichende Entspannungsphasen fehlen, kann Stress krank machen und das Auftreten von Infektanfälligkeit, bösartigen Erkrankungen, Bluthochdruck, Adipositas, Schlafstörungen, Diabetes, Kopfschmerzen, Depressionen, Hörsturz oder Tinnitus begünstigen. Experten raten daher, frühzeitig auf die Bremse zu treten.

Erst im letzten Jahrzehnt wurde die Rolle des Endocannabinoid-Systems bei der Stressreaktion untersucht. Hierbei zeigte sich, dass körpereigene Endocannabinoide wie Anandamid die Stressreaktion regulieren und das innere Gleichgewicht wiederherstellen. Durch Cannabinoide wie CBD kann das Endocannabinoid-System bei dieser Aufgabe unterstützt werden. Bei Dauerstress sind die entspannenden, schlaffördernden, entzündungshem-

> **!**
> Das Endocannabinoid-System regelt die Stressreaktion.

menden, antidepressiven und angstlösenden Eigenschaften von CBD hilfreich.

CBD kann also dabei helfen, dass wir Stress besser ertragen und uns schneller nach Belastungen erholen. Damit kann es dazu beitragen, dass chronischer Stress weniger unser Wohlbefinden und unsere Gesundheit angreift. Ergebnisse aus Tierversuchen lassen zum Beispiel vermuten, dass CBD stressbedingten Bluthochdruck senken kann.

Wie anwenden?

- Greifen Sie zu frei verkäuflichen CBD-Produkten wie CBD-Ölen oder Nutzhanftees (empfehlenswerte Sorte: Finola).

- Seit der Legalisierung von Cannabis in vielen amerikanischen Bundesstaaten werden dort THC-reiche Hanfsorten zur Entspannung bei Dauerstress genutzt. Besonders hilfreich scheint hierfür Cannabis vom Indica-Typ mit entsprechend nennenswerten CBD-Werten zu sein.

- Bei stressbedingten Beschwerden haben sich auch andere Heilpflanzen bewährt. Rosenwurzpräparate wie Rhodiolan können dazu beitragen, die geistige und körperliche Leistungsfähigkeit auch unter Dauerbelastung zu erhalten. Präparate mit Lavendel oder Passionsblume (*Lasea* oder *Passidon*) helfen bei nervöser Unruhe oder Schlafproblemen, Johanniskrautpräparate wie *Laif, Neuroplant aktiv, Felis* oder *Jarsin* bei depressiver Verstimmung.

- Daneben sind Maßnahmen zur Entschleunigung wie ausreichende Bewegung, Entspannungsübungen, Lesen, regelmäßige soziale Kontakte, Musikhören und ausreichend Schlaf empfehlenswert.

- Bei stressbedingten Beschwerden wie Depressionen, Ängsten oder Schlafstörungen werfen Sie bitte einen Blick in die entsprechenden Abschnitte dieses Buches.

!

Rosenwurz stärkt die Leistungsfähigkeit bei dauerhaftem Stress.

Entourage-Effekte nutzen

Unterstützend kann die Einnahme des folgenden Tees hilfreich sein:

- 30 g Passionsblumenkraut
- 30 g Haferkraut
- 40 g Taigawurzel
- 50 g Orangenschale

Passionsblume und Hafer beruhigen das Nervensystem, Taigawurzel erhöht die Stressresistenz des Körpers. Orangenschalen enthalten viel Limonen. Limonen verstärkt die stresslindernden Eigenschaften von CBD.

Bereiten Sie sich zweimal täglich einen Tee mit dieser Mischung zu. Überbrühen Sie hierfür einen Esslöffel der Mischung mit einem Viertelliter siedendem Wasser und lassen den Tee zugedeckt 15 Minuten lang ziehen.

Bei nervösen Muskelverspannungen können Sie sich ein limonenhaltiges Massageöl aus 50 ml Jojoba- und zehn Tropfen ätherischem Mandarinenöl herstellen. Ätherisches Mandarinenöl kommt auch für die Anwendung mit der Duftlampe infrage.

Das Terpen Myrcen steigert die entspannenden Eigenschaften von CBD. Wir finden es zum Beispiel in Hopfen und damit auch in Bier. Unser persönlicher Tipp: Ein paar Tropfen CBD-Öl in ein alkoholfreies Bier geben, vorsichtig umrühren – und fertig ist ein erfrischendes Getränk, das helfen kann, Stress abzubauen.

Tourette-Syndrom

THC kann die Häufigkeit von Tics reduzieren und begleitende Schlafstörungen oder Ängste bessern.

So wirkt THC

Bisherige Studien wurden durch die deutsche Wissenschaftlerin Kirsten Müller-Vahl durchgeführt. Laut einer 1998 veröffentlichten Publikation konnten rund 80 Prozent der Patienten von Cannabis profitieren. Bei einigen kam es zum kompletten Aussetzen der Tics. (77) Ähnliche Ergebnisse zeigten Studien, die ein beziehungsweise vier Jahre später veröffentlicht wurden. (78)

Aktuell führt Kirsten Müller-Vahl an der Medizinischen Hochschule Hannover eine Studie durch, bei der die Wirksamkeit von *Sativex* überprüft wird. Eine Auswertung der als „Canna-Tics" bezeichneten Studie wird 2020 erwartet. In einer bereits publizierten Fallanalyse war Sativex bei einem Patienten bereits erfolgreich.

> **!**
>
> Positive Ergebnisse der *Sativex*-Studie dürften Patienten den Zugang zu *Sativex* erleichtern.

Wie anwenden?

- Herkömmliche Medikamente helfen beim Tourette-Syndrom oft nicht zufriedenstellend. Dann kann eine Therapie mit Cannabis angedacht werden.
- Leider wehren sich Krankenkassen trotz positiver Studienergebnisse und Erfahrungen gegen eine mögliche Kostenübernahme. Sobald die aktuell laufende Studie (s.o.) abgeschlossen ist, dürfte sich dies bessern.

Tumorschmerzen

Die Kombination von THC und CBD ist bei Tumorschmerzen hilfreich, wenn diese durch eine Beeinträchtigung von Nervengewebe durch das Tumorwachstum entstehen. CBD kann bei Knochenschmerzen hilfreich sein. THC ist eine sinnvolle Option, wenn Opioide nicht vertragen werden oder unzureichend wirken.

So wirken Cannabinoide

Besonders wirksam sind Cannabinoide bei der Behandlung von Nervenschmerzen. Für diese Wirkung sind vor allem die schmerzstillenden Eigenschaften von THC verantwortlich. Die Wirkung von THC kann jedoch durch CBD gesteigert werden. Dies zeigte eine 2012 veröffentlichte Studie, an der 360 Krebspatienten teilnahmen, bei denen Opioide zur Behandlung ihrer Schmerzen nicht ausreichten. Ergänzend zu den Opioiden erhielt ein Teil der Teilnehmer das Cannabis-Medikament *Sativex*. Seine Anwendung war besonders bei niedrigen und mittleren Dosierungen (1–4 oder 6–10 Sprühstöße/Tag) erfolgreich. (79)

Eine weitere aussagekräftige Studie mit *Sativex* wurde 2018 veröffentlicht. (80) Bei dieser besserte das Medikament starke und therapeutisch schwer zu behandelnde Schmerzen bei Patienten mit fortgeschrittener Krebserkrankung. Die beteiligten Wissenschaftler beobachteten hierbei auch die synergistischen Effekte von Cannabis und Opioden – darüber schreiben wir mehr im Abschnitt „Schmerzen".

2018 publizierte ein Forscherteam eine Studie mit 148 Patienten, die an Kopf- und Halskrebs erkrankt waren. Der Teil der Teilnehmer, der Cannabis erhielt, litt deutlich weniger an Schmerzen, Depressionen, Ängsten und kognitiven Einschränkungen. (81)

Hinweisen aus Tierexperimenten zufolge kann CBD bei Knochenschmerzen von Krebspatienten hilfreich sein. Diese gehen mit Entzündungsprozessen einher, bei denen die entzündungshemmenden Eigenschaften von CBD hilfrich sein können.

> **!**
>
> Nervenschmerzen: THC allein oder in Kombination mit CBD; Knochenschmerzen: CBD.

Wie anwenden?

* Wer an Tumorschmerzen leidet, kann zusammen mit seinem Arzt eine Kostenübernahme für Cannabis oder *Sativex* beantragen.
* Auch für CBD kann eine Kostenübernahme beantragt werden. Mit dieser können CBD-Tropfen aus der Apotheke bezogen werden.

Entourage-Effekte nutzen
Das Terpen Linalool kann die Wirkung von THC bei Nervenschmerzen positiv beeinflussen. Das linaloolhaltige ätherische Öl des Lavendels kann entweder in Kapselform (*Lasea*) oder mit einer Duftlampe angewandt werden.

Übelkeit und Erbrechen

THC zeigt gute Erfolge bei Übelkeit und Erbrechen infolge von Chemotherapien oder während einer AIDS-Erkrankung.

So wirkt THC

THC kann Erbrechen und Übelkeit durch Krebstherapien besser als ein Placebo und teilweise besser als herkömmliche Medikamente lindern. Dies zeigen mehr als 20 relevante Studien. THC kann auch in Kombination mit CBD hilfreich sein, wie eine Studie mit dem Cannabinoid-Medikament *Sativex* zeigt. (82)

In fortgeschrittenen Stadien kann es bei Krebspatienten begleitend zu Übelkeit zu gefährlichen Gewichtsverlust kommen. Eine isrealische Studie lässt hoffen, dass Cannabis hierfür eine geeignete Therapie ist. (10)

Auch AIDS-Patienten können von der brechreizlindernden Wirkung von THC profitieren. (83)

Wie anwenden?

- Besprechen Sie mit Ihrem Arzt eine mögliche Therapie mit Cannabinoiden. Infrage kommen die standardisierten Medikamente wie *Canemes* (enthält synthetisches THC) und *Sativex* (Auszug aus der ganzen Pflanze), Dronabinol-Tropfen oder die Anwendung THC-reicher Cannabis-Sorten.

- Bei nicht zufriedenstellender Wirkung kann die zusätzliche Einnahme von Ingwerextrakten wie *IngwerPURE* oder *Zintona* angedacht werden. Ingwer hat sich bei therapiebedingter Übelkeit sowohl in der Praxis auch als in Studien bewährt.

> **!**
> Die Heilpflanze Ingwer ist eine gute Ergänzung bei hartnäckiger Übelkeit und Erbrechen.

Übergewicht und Adipositas

CBD wirkt appetithemmend und kann den Fettabbau beeinflussen.

So wirkt CBD

CBD kann auf zwei verschiedenen Wegen bei Übergewicht hilfreich sein. Zum einen hat CBD appetithemmende Wirkung. Zum anderen kann CBD den Fettabbau im Körper begünstigen. Beim menschlichen Fettgewebe wird zwischen drei Formen unterschieden. Das braune Fettgewebe findet sich vor allem bei Babys. Es kann sich selbst verbrennen und damit den Wärmehaushalt regulieren. Fettgewebe beim Erwachsenen besteht vor allem aus dem sogenannten weißen Fettgewebe. Es dient in erster Linie als Energiespeicher. Das erst vor Kurzem entdeckte beige Fettgewebe kann ähnlich wie das braune Kalorien verbrennen. Weißes Fettgewebe kann durch Impulse des Immunsystems in beiges umgewandelt werden. Die Förderung dieses Schrittes könnte eine wichtige Strategie bei der Behandlung von Adipositas sein. Eine koreanische Studie zeigt, dass CBD die Umwandlung von weißem zu beigem Fettgewebe fördern kann.

> **!**
> Weißes Fettgewebe speichert Kalorien, braunes und beiges können diese verbrennen.

Auch bei Fettleber könnte CBD hilfreich sein. Dies zeigt eine tierexperimentelle Studie, bei der es durch CBD zu einer Abnahme der Fetteinlagerung im Lebergewebe kam.

Wie anwenden?

- Greifen Sie zu frei verkäuflichen CBD-Produkten wie CBD-Ölen oder Nutzhanftees (empfehlenswerte Sorte: Fedora).
- Parallel dazu ist eine Ernährungsumstellung hilfreich. Dafür ist unter anderem unser sogenanntes Prometheus-Programm bewährt. Dieses stellen wir im Buch „Die Leber natürlich reinigen" (erschienen 2017) vor.

Verletzungen

Verletzungen des Zentralnervensystems

!

Cannabis scheint bei Patienten mit Schädel-Hirn-Trauma die Sterblichkeit zu beeinflussen.

Obwohl aussagekräftige Studien noch fehlen, konsumieren bereits einige Patienten mit Schädel-Hirn-Trauma oder Rückenmarksverletzungen Cannabis. Beim Schädel-Hirn-Trauma schützen die Cannabinoide THC und CBD Hirnzellen vor dem Absterben und hemmen eventuelle Entzündungsprozesse. Zudem können sie Symptome wie Übelkeit, Erbrechen, Kopfschmerzen oder Krämpfe lindern. Bei einer Untersuchung aus dem Jahr 2014 wurde festgestellt, dass Cannabis-Konsumenten eine höhere Überlebensrate (97,6 Prozent) haben als Nicht-Konsumenten (88,5 Prozent). (84)

Bei Patienten mit Rückenmarksverletzungen kann THC oder Cannabis Beschwerden wie Schmerzen, Krämpfe und Schlafstörungen positiv beeinflussen. Dies konnte bisher durch eine Studie aus dem Jahr 2007 bestätigt werden. Hierbei waren täglich Dosierungen von 15–20 mg THC erfolgreich. (85)

Bei Gehirnerschütterungen könnte CBD hilfreich sein, vermutet unter anderen der Neurochirurg Amin Kassam. Zusammen mit Profisportlern führt er momentan eine Studie durch, die den möglichen Nutzen von CBD bei Gehirnerschütterungen untersucht.

Entourage-Effekte nutzen

Die entspannenden und beruhigenden Terpene Linalool und Myrcen können die positiven Effekte von Cannabinoide bei Schlafstörungen, Spastik und Ängsten verbessern. Beide Terpene finden sich unter anderem im Hopfen, welcher in Form von Dragees oder Tropfen eingenommen werden kann.

Knochenbrüche

Tierstudien zufolge kann CBD dazu beitragen, dass Knochenbrüche schneller heilen. Durch eine Aktivierung spezifischer Enzyme fördert CBD die Neubildung von Knochengewebe.

ANHANG

Bezugsadressen

Apotheken für Teekräuter und ätherische Öle

Zietenapotheke Berlin
Großbeerenstraße 11
10963 Berlin
Tel. 030 5471690
www.zietenapotheke.de

Gethsemane Apotheke Berlin
Stargarder Straße 79
10437 Berlin
Tel. 030 44653370
www.gethsemane-apotheke.de

Kronen Apotheke Wuppertal
Berliner Straße 45
42275 Wuppertal
Tel. 0202 265250
www.kronen-apotheke-wuppertal.de

Hofapotheke St. Afra
Hoher Weg 11
86152 Augsburg
Tel. 0821 343470
www.hofapotheke-augsburg.de

Apotheke für Weihrauchkapseln

Schlossapotheke Koblenz
Schlossstraße 17
56068 Koblenz
Tel. 0261 9882550
www.schloss-apotheke-koblenz.de

Empfehlenswerte Firmen

Für CBD-Öle
Cibdol
www.cibdol.de
Medihemp
www.medihemp.at
Limucan
www.limucan.com

Für Nutzhanftees (und Hanf-Nahrungsmittel)
Die Hanflinge
www.diehanflinge.de

Für ätherische Öle
Primavera
www.primaveralife.com

Für griechischen Bergtee
Herbathek
www.herbathek.com

Verzeichnis der zitierten Studien

(1) Medical cannabis and mental health: A guided systematic review" by Zach Walshat al. Clinical Psychology Review. Published online November 2016

(2) Subbaraman et al. Cannabis use during alcohol treatment is associated with alcohol-related problems one-year post-treatment. Drug Alcohol Depend. 2018

(3) Trigo et al. Sativex Associated With Behavioral-Relapse Prevention Strategy as Treatment for Cannabis Dependence: A Case Series. J Addict Med. 2016

(4) Zuardi et al. Action of cannabidiol on theanxiety and other effects produced by delta 9-THC in normal subjects. Psychopharmacology (Berl). 1982

(5) Zuardi et al. Effects of ipsapirone and cannabidiol on human experimental anxiety. J Psychopharmacol. 1993

(6) Das et al. Cannabidiol enhances consolidation of explicit fear extinction in humans. Psychopharmacology (Berl). 2013

(7) Brisbois et al. Delta-9-tetrahydrocannabinol may palliate altered chemosensory perception in cancer patients. results of a randomized, double-blind, placebo-controlled pilot trial. Ann Oncol. 2011

(8) Haney et al. Dronabinol and marijuana in hiv+ marijuana smokers: acute effects on caloric intake and mood. Psychopharmacology (Berl) 2005

(9) Volicer et al. Effects of dronabinol on anorexia and disturbed behavior in patients with Alzheimer's disease. Int J Geriatr Psychiatry. 1997

(10) Bar-Sela et al. The Effects of Dosage-Controlled Cannabis Capsules on Cancer-Related Cachexia and Anorexia Syndrome in Advanced Cancer Patients: Pilot Study. Integr Cancer Ther. 2019

(11) Gong et al. Comparison of bronchial effects of nabilone and terbutaline in healthy and asthmatic subjects. J Clin Pharmacol. 1983

(12) Tashkin et al. Effects of smoked marijuana in experimentally induced asthma. Am Rev Respir Dis. 1975

(13) Pickering et al. Cannabinoid effects on ventilation and breathlessness: a pilot study of efficacy and safety. Chron Respir Dis. 2011

(14) Milz, Eva & Grotenhermen, Franjo. (2015). Successful authorised therapy of treatment resistant adult ADHD with Cannabis: experience from a medical practice with 30 patients.

(15) Cooper et al. Cannabinoids in attention-deficit/hyperactivity disorder: A randomised-controlled trial. Eur Neuropsychopharmacol. 2017

(16) Bar-Lev et al. Real life Experience of Medical Cannabis Treatment in Autism: Analysis of Safety and Efficacy. Sci Rep. 2019

(17) De Filippis et al. Cannabidiol reduces intestinal inflammation through the control of neuroimmune axis. PLoS One. 2011

(18) Naftali et al. Cannabis induces a clinical response in patients with Crohn's disease: a prospective placebo-controlled study. Clin Gastroenterol Hepatol. 2013

(19) Naftali et al. Low-Dose Cannabidiol Is Safe but Not Effective in the Treatment for Crohn's Disease, a Randomized Controlled Trial. Dig Dis Sci. 2017

(20) Kafil et al. Cannabis for the treatment of ulcerative colitis. Cochrane Database Syst Rev. 2018

(21) Poli et al. Medical Cannabis in Patients with Chronic Pain: Effect on Pain Relief, Pain Disability, and Psychological aspects. A Prospective Non randomized Single Arm Clinical Trial. Clin Ter. 2018

(22) Selvarajah et al. Randomized placebo-controlleddouble-blind clinical trial of cannabis-

based medicinal product (Sativex) inpainful diabetic neuropathy: depression is a major confounding factor. DiabetesCare. 2010

(23) Gobbi et al. Association of Cannabis Use in Adolescence and Risk of Depression, Anxiety, and Suicidality in Young Adulthood: A Systematic Review and Meta-analysis. JAMA Psychiatry. 2019

(24) Jadoon et al. Efficacy and Safety of Cannabidiol and Tetrahydrocannabivarin on Glycemic and Lipid Parameters in Patients With Type 2 Diabetes: A Randomized, Double-Blind, Placebo-Controlled, Parallel Group Pilot Study. Diabetes Care. 2016

(25) Wallace et al. Efficacy of Inhaled Cannabis on Painful Diabetic Neuropathy. J Pain. 2015

(26) Selvarajah et al. Randomized placebo-controlled double-blind clinical trial of cannabis-based medicinal product (Sativex) in painful diabetic neuropathy: depression is a major confounding factor. Diabetes Care. 2010

(27) Blake et al. Preliminary assessment of the efficacy, tolerability and safety of a cannabis-based medicine (Sativex) in the treatment of pain caused by rheumatoid arthritis, Rheumatology, 2006

(28) Baron et al. Patterns of medicinal cannabis use, strain analysis, and substitution effect among patients with migraine, headache, arthritis, and chronic pain in a medicinal cannabis cohort. J Headache Pain. 2018

(29) Devinsky et al. Cannabidiol in patients with treatment-resistant epilepsy: an open-label interventional trial. Lancet Neurol. 2016

(30) Devinsky et al. Cannabidiol in Dravet Syndrome Study Group. Trial of Cannabidiol for Drug-Resistant Seizures in the Dravet Syndrome. N Engl J Med. 2017

(31) Ste-Marie et al. Association of herbal cannabis use with negative psychosocial parameters in patients with fibromyalgia. Arthritis Care Res (Hoboken). 2012

(32) Skrabek RQ, Galimova L, Ethans K, Perry D. Nabilone for the treatment of pain in fibromyalgia. J Pain. 2008

(33) Ware et al Y. The effects of nabilone on sleep infibromyalgia: results of a randomized controlled trial. Anesth Analg. 2010

(34) van de Donk et al. An experimental randomized study on the analgesic effects of pharmaceutical-grade cannabis in chronic pain patients with fibromyalgia. Pain. 2019

(35) Tomida et al. Effect of sublingual application of cannabinoids on intraocular pressure: a pilot study. J Glaucoma. 2006

(36) Adegbala et al. Relation of Cannabis Use and Atrial Fibrillation Among Patients Hospitalized for Heart Failure. Am J Cardiol. 2018

(37) Kalla et al. Cannabis use predicts risks of heart failure and cerebrovascular accidents: results from the National Inpatient Sample. J Cardiovasc Med (Hagerstown). 2018

(38) Guzman et al. A pilot clinical study of Delta(9)-tetrahydrocannabinol in patients with recurrent glioblastoma multiforme. Br J Cancer, 2006

(39) López-Valero et al. Optimization of a preclinical therapy of cannabinoids in combination with temozolomide against glioma. Biochem Pharmacol. 2018

(40) Dall'Stella et al. CaseReport: Clinical Outcome and Image Response of Two Patients With SecondaryHigh-Grade Glioma Treated With Chemoradiation, PCV, and Cannabidiol. Front Oncol. 2019

(41) Kenyon et al. Report of Objective Clinical Responses of Cancer Patients to Pharmaceutical-grade Synthetic Cannabidiol. Anticancer Res. 2018 Oct

(42) Mousa et al. Prevalence and predictors of cannabis useamong men receiving androgen-deprivation therapy for advanced prostate cancer. Can Urol Assoc J. 2019

(43) Sulé-Suso et al. Striking lung cancerresponse to self-administration of cannabidiol:

A case report and literaturereview. SAGE Open Med Case Rep. 2019

(44) Barrie et al. Dramatic response to Laetrile andcannabidiol (CBD) oil in a patient with metastatic low grade serous ovariancarcinoma. Gynecol Oncol Rep. 2019

(45) Leocani et al. Sativex(®) and clinical-neurophysiological measures of spasticity in progressive multiple sclerosis. J Neurol. 2015

(46) Langford et al. A double-blind, randomized, placebo-controlled, parallel-group study of THC/CBD oromucosal spray in combination with the existing treatment regimen, in the relief of central neuropathic pain in patients with multiple sclerosis. J Neurol. 2013

(47) Serpell et al. Sativex long-term use: an open-label trial in patients with spasticity due to multiple sclerosis. J Neurol. 2013

(48) Markovà et al. Sativex(®) as add-on therapy vs. further optimized first-line ANTispastics (SAVANT) in resistant multiple sclerosis spasticity: a double-blind, placebo-controlled randomised clinical trial. Int J Neurosci. 2019

(49) Nicholson et al. Effect of Delta-9-tetrahydrocannabinol and cannabidiol on nocturnal sleep and early-morning behavior in young adults. J Clin Psychopharmacol. 2004

(50) Carr et al. Dronabinol for the Treatment of Paraneoplastic Night Sweats in Cancer Patients: A Report of Five Cases. J Palliat Med. 2019

(51) James Callaway et al: Efficacy of dietary hempseed oil in patients with atopic dermatitis, Journal of Dermatological Treatment Volume 16, 2005

(52) Chagas et al. Effects of cannabidiol in the treatment of patients with Parkinson's disease: an exploratory double-blind trial. J Psychopharmacol. 2014

(53) Lotan et al. (medical marijuana) treatment for motor and non-motor symptoms of Parkinson disease: an open-label observational study. Clin Neuropharmacol. 2014

(54) Balash et al. Medical Cannabis in Parkinson Disease: Real-Life Patients' Experience. Clin Neuropharmacol. 2017

(55) Cameron et al. Use of a synthetic cannabinoid in a correctional population for posttraumatic stress disorder-related insomnia and nightmares, chronic pain, harm reduction, and other indications: a retrospective evaluation. J Clin Psychopharmacol. 2014

(56) Roitman et al. Preliminary, open-label, pilot study of add-on oral Δ9-tetrahydrocannabinol in chronic post-traumatic stress disorder. Clin Drug Investig. 2014

(57) Lake et al. Does cannabis use modify the effect of post-traumatic stress disorder on severe depression and suicidal ideation? Evidence from a population-based cross-sectional study of Canadians. J Psychopharmacol. 2019

(58) Elms et al. Cannabidiol in the Treatment of Post-Traumatic Stress Disorder: A Case Series. J Altern Complement Med. 2019

(59) Wilkinson et al. Cannabinoids inhibit human keratinocyte proliferation through a non-CB1/CB2 mechanism and have a potential therapeutic value in the treatment of psoriasis. J Dermatol Sci. 2007

(60) Bhattacharyya et al. Effect of Cannabidiol on Medial Temporal, Midbrain, and Striatal Dysfunction in People at Clinical High Risk of Psychosis: A Randomized Clinical Trial. JAMA Psychiatry. 2018

(61) Hundal et al. The effects of cannabidiol on persecutory ideation and anxiety in a high trait paranoid group. J Psychopharmacol. 2018

(62) Morgan et al. Cannabidiol reduces cigarette consumption in tobacco smokers: preliminary findings. Addict Behav. 2013

(63) Russo. Clinical Endocannabinoid Deficiency Reconsidered: Current Research Supports the Theory in Migraine, Fibromyalgia, Irritable Bowel, and Other Treatment-Resistant Syndromes. Cannabis Cannabinoid Res. 2016

(64) Megelin et al. Cannabis for restless legs syndrome: a report of six patients. Sleep Med. 2017

(65) Leweke et al. Cannabidiol enhances anandamide signaling and alleviates psychotic symptoms of schizophrenia. Transl Psychiatry. 2012

(66) McGuire et al. Cannabidiol (CBD) as an Adjunctive Therapy in Schizophrenia: A Multicenter Randomized Controlled Trial. Am J Psychiatry. 2018

(67) Wallace et al. Efficacy of Inhaled Cannabis on Painful Diabetic Neuropathy. J Pain. 2015

(68) Wilseyet al. Low-dose vaporized cannabis significantly improves neuropathic pain. J Pain. 2013

(69) Ware et al. Smoked cannabis for chronic neuropathic pain: a randomized controlled trial. CMAJ. 2010

(70) Rhyne et al. Effects of Medical Marijuana on Migraine Headache Frequency in an Adult Population. Pharmacotherapy. 2016

(71) Cuñetti et al. Chronic Pain Treatment With Cannabidiol in Kidney Transplant Patients in Uruguay. Transplant Proc. 2018

(72) Sohler et al. Cannabis Use is Associated with Lower Odds of Prescription Opioid Analgesic Use Among HIV-Infected Individuals with Chronic Pain. Subst Use Misuse.2018

(73) Carley et al. Pharmacotherapy of Apnea by Cannabimimetic Enhancement, the PACE Clinical Trial: Effects of Dronabinol in Obstructive Sleep Apnea. Sleep. 2017

(74) Linares et al. No Acute Effects of Cannabidiol on the Sleep-Wake Cycle of Healthy Subjects: A Randomized, Double-Blind, Placebo-Controlled, Crossover Study. Front Pharmacol. 2018

(75) Belendiuk et al. Cannabis species and cannabinoid concentration preference among sleep-disturbed medicinal cannabis users. Addict Behav. 2015

(76) Allsop et al. Nabiximols as an agonist replacement therapy during cannabis withdrawal: a randomized clinical trial. JAMA Psychiatry. 2014

(77) Müller-Vahl et al. Delta 9-tetrahydrocannabinol (THC) is effective in the treatment of tics in Tourette syndrome: a 6-week randomized trial. J Clin Psychiatry. 2003

(78) Müller-Vahl t al. Treatment of Tourette's syndrome with delta-9-tetrahydrocannabinol. Am J Psychiatry. 1999

(79) Portenoy et al. Nabiximols for opioid-treated cancer patients with poorly-controlled chronic pain: a randomized, placebo-controlled, graded-dose trial. J Pain. 2012

(80) Lichtman et al. Results of a Double-Blind, Randomized, Placebo-Controlled Study of Nabiximols Oromucosal Spray as an Adjunctive Therapy in Advanced Cancer Patients with Chronic Uncontrolled Pain. J Pain Symptom Manage. 2018

(81) Kneisel. Cannabis Tied to QOL Benefits in Head and Neck Cancer. JAMA Otolaryngology–Head & Neck Surgery. 2018

(82) Duran et al. Preliminary efficacy and safety of an oromucosal standardized cannabis extract in chemotherapy-induced nausea and vomiting. Br J Clin Pharmacol. 2010

(83) Beal et al. Dronabinol as a treatment for anorexia associated with weight loss in patients with AIDS. J Pain Symptom Manage. 1995

(84) Nguyen et al. Effect of marijuana use on outcomes in traumatic brain injury. Am Surg. 2014

(85) Pooyania et al. A randomized, double-blinded, crossover pilot study assessing the effect of nabilone on spasticity in persons with spinal cord injury. Arch Phys Med Rehabil. 2010

Internetadressen

Arbeitsgemeinschaft Cannabis als Medizin
Am Mildenweg 6
59602 Rüthen
Tel. 02952- 9708572
info@arbeitsgemeinschaft-cannabis-medizin.de
www.arbeitsgemeinschaft-cannabis-medizin.de

Selbsthilfenetzwerk Cannabis Medizin
Am Mildenweg 6
59602 Rüthen
Tel. 02952-9708571
info@cannabis-med.org
www.selbsthilfenetzwerk-cannabis-medizin.de

Leafly – das Wissensportal über Cannabis als Medizin
www.leafly.de

Regelmäßig aktualisierte Informationen bezüglich neuen Studien, Kostenübernahme und eventuellem Klageverfahren finden Sie auf unserem Blog www.naturheilkunde-krebs.de.

Heilpflanzen statt Chemiekeule

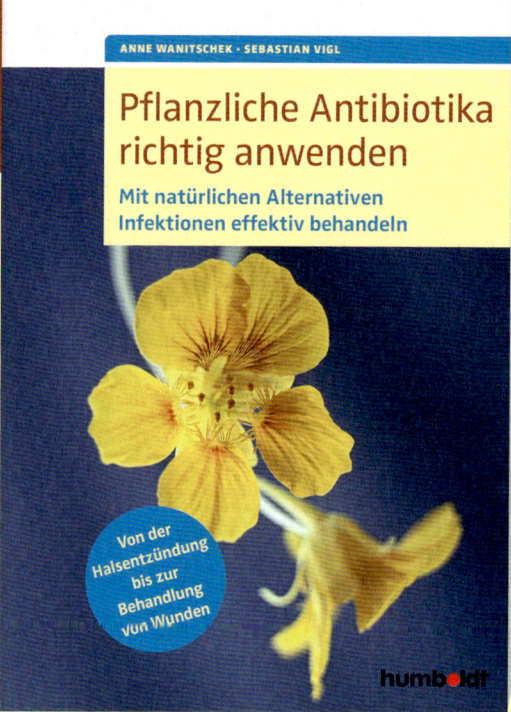

Anne Wanitschek
Sebastian Vigl
Pflanzliche Antibiotika richtig anwenden

- Die wichtigsten zugelassenen pflanzlichen Arzneimittel, deren Wirksamkeit als pflanzliche Antibiotika belegt ist, sowie Anwendungsgebiete und -empfehlungen erstmalig in einem Ratgeber

- Mit Rezepten und Anleitungen zur Zubereitung von bewährten Hausmitteln und Tinkturen

144 Seiten, 50 Abb.
15,5 x 21,0 cm, Softcover
ISBN 978-3-89993-888-3
€ 19,99 [D] * € 20,30 [A]

Dieser Ratgeber ist auch als eBook erhältlich.

Die Heilung wächst vor der Haustür

Anne Wanitschek · Sebastian Vigl

Gesund mit heimischen Heilpflanzen

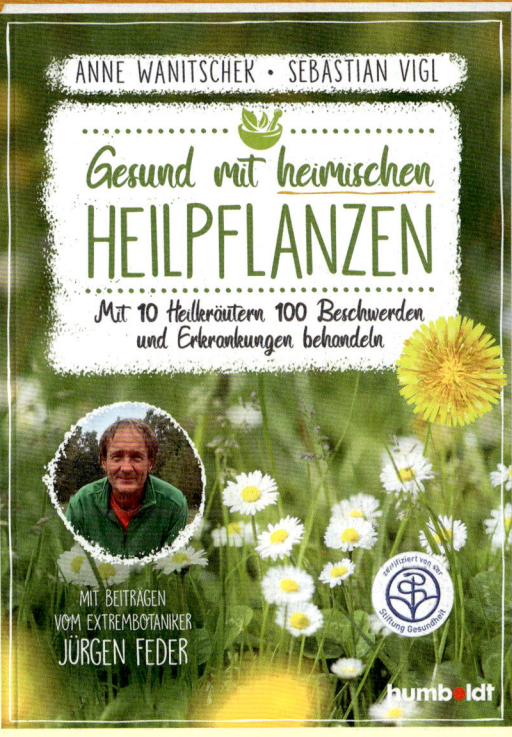

- Für die natürliche Hausapotheke: mit Tipps zum Finden, Sammeln und Weiterverarbeiten

- Lebendige Pflanzenporträts: 10 heimische Heilkräuter, die bei 100 Beschwerden und Erkrankungen helfen

- Mit Beiträgen von Jürgen Feder, Deutschlands bekanntestem Pflanzenexperten

- Die Autoren sind Heilpflanzenexperten mit jahrelanger Erfahrung

240 Seiten
15,5 x 21,0 cm, Softcover
ISBN 978-3-86910-067-8
€ 19,99 [D] · € 20,60 [A]

Dieser Ratgeber ist auch als eBook erhältlich.

Weitere Bücher zu Gesundheitsthemen:
www.humboldt.de

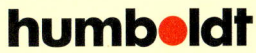

Schmerzen aktiv lindern

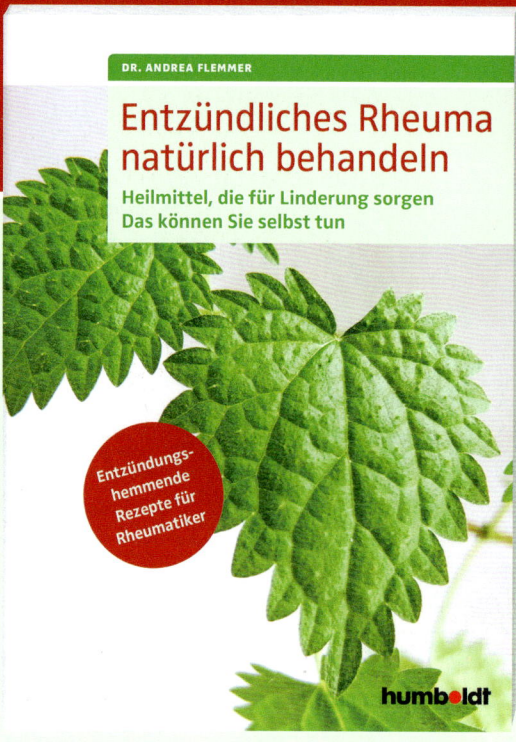

Dr. Andrea Flemmer
Entzündliches Rheuma natürlich behandeln

- Schmerzen aktiv lindern – Lebensqualität spürbar steigern

- Viele alltagstaugliche Tipps und Maßnahmen

- Extra: Rezeptteil – Mit leckeren Gerichten gegen rheumatische Beschwerden

- Integrative Rheumabehandlung: Das Buch unterstützt die konventionellen Therapien

160 Seiten, 20 Abb.
15,5 x 21,0 cm, Softcover
ISBN 978-3-89993-876-0
€ 19,99 [D] * € 20,30 [A]

Dieser Ratgeber ist auch als eBook erhältlich.

Stand 2020. Änderungen vorbehalten.

Sanft gegen chronische Schmerzen

Dr. med. Heike Bueß-Kovács
Birgit Kaltenthaler
Chronische Schmerzen natürlich behandeln

- **Chronische Schmerzen: Körperliche Ursachen, Signale der Seele und Soforthilfen**
- **Alle Infos zu wirkungsvollen Heilpflanzen, Homöopathie, Kneipp'schen Anwendungen und TCM – Traditionelle Chinesische Medizin**
- **Mit Mentaltechniken: die Kraft der Gedanken und Gefühle**

DR. MED. HEIKE BUESS-KOVÁCS · BIRGIT KALTENTHALER

Chronische Schmerzen natürlich behandeln

Heilmethoden, die für Linderung sorgen
Das können Sie selbst tun

schlütersche

136 Seiten, 60 Abb.
15,5 x 21,0 cm, Softcover
ISBN 978-3-89993-635-3
€ 19,95 [D] / € 20,60 [A]

Dieser Ratgeber ist auch als eBook erhältlich.

Weitere Bücher zu Gesundheitsthemen:
www.humboldt.de

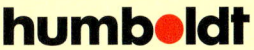

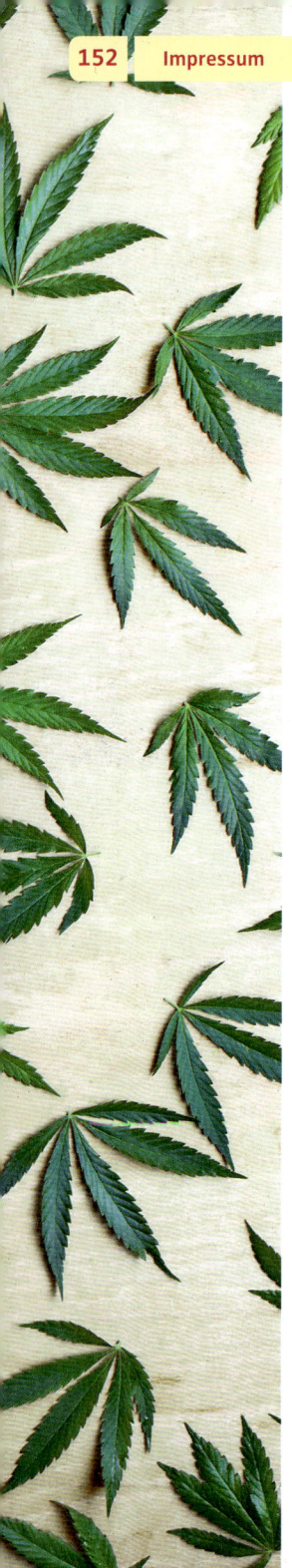

Bibliografische Information der Deutschen Nationalbibliothek
Die Deutsche Nationalbibliothek verzeichnet diese Publikation in der
deutschen Nationalbibliografie; detaillierte bibliografische Daten sind im
Internet über http://dnb.ddb.de/ abrufbar.

ISBN 978-3-8426-2989-9 (Print)
ISBN 978-3-8426-2990-5 (PDF)
ISBN 978-3-8426-2991-2 (EPUB)

Fotos:
Titelmotiv: shutterstock/Creative Family
Adobe.stock.com: Benjamin Vess: 1; Aleksandr: 2, 5, 6, 152; creativefamily:
8/9; Elroi: 11, 31; Africa Studio: 37; aleksandar kamasi: 43; Caitlyn: 46
(links); cendeced: 46 (rechts); Szakaly: 55; VRD: 57; mixfavaro: 65; Vera
Kuttelvaserova: 71; nik0.0kin: 75; Africa Studio: 76/77; sepy: 78;
Photographee.eu: 81

2., aktualisierte Auflage 2020
© 2018 humboldt
Eine Marke der Schlüterschen Verlagsgesellschaft mbH & Co. KG
Hans-Böckler-Allee 7, 30173 Hannover
www.schluetersche.de
www.humboldt.de

Hinweis: Aus Gründen der Lesbarkeit wurde im Text die männliche Form
gewählt, nichtsdestoweniger beziehen sich die Angaben selbstverständ-
lich auf Angehörige beider Geschlechter.

Lektorat: Linda Strehl, München
Layout: Groothuis, Lohfert, Consorten, Hamburg
Covergestaltung: semper smile Werbeagentur GmbH, München
Satz: Die Feder, Konzeption vor dem Druck GmbH, Wetzlar
Druck und Bindung: Gutenberg Beuys Feindruckerei GmbH, Langenhagen